《常见肛肠病就医指南丛书》总主编 李春雨 高春芳

中华医学会科学普及分会
中国医师协会肛肠医师分会 **推荐用书**
中国医师协会医学科普分会

U0674421

肛裂就医指南

主　编 李春雨 韦　东 聂　敏 孙丽娜
副主编 李胜龙 徐　月 邱琼香 朱铄同

全国百佳图书出版单位
中国中医药出版社
·北　京·

图书在版编目（CIP）数据

肛裂就医指南 / 李春雨等主编. —北京：中国中医药出版社，
2022.12

（常见肛肠病就医指南丛书）

ISBN 978 – 7 – 5132 – 7525 – 5

Ⅰ. ①肛⋯　Ⅱ. ①李⋯　Ⅲ. ①肛门裂—诊疗—指南
Ⅳ. ① R657.1–62

中国版本图书馆 CIP 数据核字（2022）第 062149 号

中国中医药出版社出版

北京经济技术开发区科创十三街 31 号院二区 8 号楼

邮政编码　100176

传真　010–64405721

三河市同力彩印有限公司印刷

各地新华书店经销

开本 880×1230　1/32　印张 7.5　彩插 0.25　字数 138 千字

2022 年 12 月第 1 版　2022 年 12 月第 1 次印刷

书号　ISBN 978 – 7 – 5132 – 7525 – 5

定价　48.00 元

网址　www.cptcm.com

服 务 热 线　010–64405510

购 书 热 线　010–89535836

维 权 打 假　010–64405753

微信服务号　zgzyycbs

微商城网址　https://kdt.im/LIdUGr

官 方 微 博　http://e.weibo.com/cptcm

天猫旗舰店网址　https://zgzyycbs.tmall.com

如有印装质量问题请与本社出版部联系（010–64405510）

《常见肛肠病就医指南丛书》
专家指导委员会

（以姓氏笔画为序）

杨会举（河南中医药大学第三附属医院）

张小元（甘肃中医药大学附属医院）

张伟华（天津市人民医院）

张苏闽（南京中医药大学附属南京中医院）

张春旭（中国人民解放军联勤保障部队第 988 医院）

张振勇（云南省第一人民医院）

陈小朝（成都肛肠专科医院）

陈少明（上海理工大学附属市东医院）

范小华（广东省中医院）

林　林（烟台白石肛肠医院）

周海涛（中国医学科学院肿瘤医院）

胡响当（湖南中医药大学第二附属医院）

聂　敏（辽宁中医药大学附属第三医院）

徐　月（重庆市中医院）

高春芳（全军肛肠外科研究所）

郭修田（上海市中医医院）

黄美近（中山大学附属第六医院）

曹　波（贵州中医药大学第一附属医院）

崔志勇（山西省人民医院）

彭作英（黑龙江省中医药科学院）

蓝海波（成都肛肠专科医院）

《肛裂就医指南》
编委会

《常见肛肠病就医指南丛书》
总主编简介

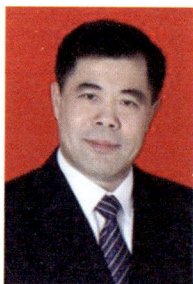

　　李春雨，全国著名肛肠外科专家、教授、主任医师、硕士生导师。现任中国医科大学附属第四医院肛肠外科主任。毕业于中国医科大学，医学硕士。兼任中国医师协会肛肠医师分会副会长兼科普专业委员会主任委员，中国医师协会医学科普分会常务委员兼肛肠专业委员会主任委员，国家健康科普专家库第一批专家，国际盆底疾病协会常务理事，辽宁省肛肠学会主任委员，沈阳市医师协会肛肠科医师分会主任委员等职。担任全国"十二五""十三五""十四五"研究生规划教材、本科生规划教材主编，出版《肛肠外科学》《肛肠病学》《肛肠外科手术学》等规划教材及专著 38 部。从事肛肠外科工作 30 余年，具有丰富的临床经验，秉承"微创、无痛、科学、规范"的治疗理念，对结、直肠肛门外科有较深的造诣，尤其擅长肛肠疾病的微创治疗。2016 年在援疆期间，荣获"全国第八批省市优秀援疆干部人才""新疆塔城地区第二批优秀援疆干部人才""辽宁省第四批优秀援疆干部人才"等荣誉称号。

　　高春芳，全国著名肛肠外科专家，陆军军医大学博士生导师、教授，主任医师。原中国人民解放军第 150 中心医院院长，专业技术一级，文职一级。现任中国法学会常务委员，中国卫生法学会会长，中国医师协会常务委员，中国医师协会肛肠医师分会会长，全军肛肠外科研究所所长，全军新型装备毁伤生物效应及防治重点实验室主任。第十届、十一届、十二届全国政协委员，享受国务院政府特殊津贴。自主攻克的低位直肠癌根治术中，新直肠角重建在会阴部设置人工肛门手术，成功解决了世界性的医学难题。曾获国家、军队、省部级科学技术二等奖及以上 20 项，主编与参编专著 10 余部。荣获"中国医师奖""全军技术重大贡献奖"，以及"全国首届中青年医学科技之星""国家有特殊贡献中青年专家""全国优秀科技工作者""全军爱军精武标兵"等荣誉称号。

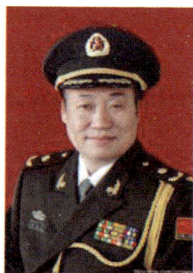

　　肛肠病是一种常见病、多发病，几乎每个人一生中都有发病之虞，故有"十人九痔"之说。随着经济的发展和生活节奏加快，其患病率呈明显上升趋势，严重地影响人们的日常生活和身心健康。但大多数人羞于启齿，缺乏认识，害怕手术，最终酿成大病，甚至危及生命。健康生活是老百姓最大的心愿，医生治病不能只凭一把手术刀，一捧小药片儿，更应该通过健康科普宣教，使更多的人了解疾病防治常识，并开展群众性的科普防治工作，减轻社会、家庭、患者的负担与痛苦。这已是刻不容缓的工作。因此，为了帮助广大肛肠病患者解除病痛和困扰，我们特组织中国医师协会肛肠医师分会科普专业委员会和中国医师协会医学科普分会肛肠专业委员会委员及国内知名的、权威的科普专家，结合本人多年的宝贵临床经验，编写这套《常见肛肠病就医指南丛书》。

　　本套丛书共7个分册，包括《痔疮就医指南》《肛裂就医指南》《肛周脓肿就医指南》《肛瘘就医指南》《便秘就医指南》《结肠炎就医指南》《结直肠癌就医指南》，是一套集临床经验和科普常识于一体的肛肠专家的智慧结晶。该套丛书以一问一答的形式，向读者介绍了肛肠疾病的症状表现、检查方法、诊断治疗及预防保健等方面的防治知识，以通俗易懂的语言，为读者解释健康科普宣教知识。内容上兼顾科学性、权威性、知识性和趣味性，力求通俗易懂、深入浅出、图文并茂、科学实用，达到"未病早防，已病早治"的目的，努力让大多数民众看得懂、记得住。

　　本套丛书在编写过程中，得到了中华医学会科学普及分会主任委员、首都医科大学附属朝阳医院副院长郭树彬教授，中国医师协会肛肠医师分会会长、全军肛肠外科研究所所长高春芳教授的关心与支持，同时得到了中华医学会科学普及分会和中国医师协会肛肠医师分会全体委员的辛勤付出及中国中医药出版社的鼎力相助。在此，一并致以衷心的感谢。

　　由于我们精力有限，加之时间仓促，一些疏漏、不妥之处在所难免，敬请读者提出宝贵的意见和建议，以便进一步完善。

2022 年 2 月于沈阳

肛裂就医指南

第一部分　症状——有了症状快就医　　001

肛裂就医指南

第二部分　检查——明明白白做检查　　049

第四部分 治疗——科学治疗效果好 　　091

肛裂就医指南

肛裂就医指南

第五部分　保健——康复保健很重要　171

肛裂就医指南

第一部分

症状——有了症状快就医

1. 什么是肛裂?

肛裂是齿状线下肛管皮肤层裂伤后形成的梭形或椭圆形小溃疡。其发病率仅次于痔,占第二位,多发于青壮年,老人和儿童较少,男多于女。绝大多数肛裂位于肛管的后正中线上,也可在前正中线上,侧方出现肛裂极少。肛裂常有周期性剧痛、便血、便秘三大典型症状。肛管裂口、哨兵痔和肛乳头肥大常同时存在,称为"肛裂三联征"。肛裂具有"四最"特点:病变最小、痛苦最大、诊断最易、治法最多。

2. 肛裂的发病率如何?

肛裂在肛肠科疾病中发病率排第二,仅次于痔疮。1977年,全国肛肠病普查资料发现:33837名肛门疾病患者中,患肛裂的有1253人,占3.7%。2000年我国流行病学分析,肛裂占肛门直肠疾病的5.02%,我国统计患者男多于女,欧美统计患者女多于男。最近Hamanel报道,女性25.1%,男性7.8%。肛裂多为单发,多发肛裂罕见,占2.6%。男女均多发于后位,也有报道女性略多发于前位。

3. 肛裂早期有哪些症状?

（1）疼痛：主要表现为肛门疼痛，持续性剧痛，数小时后可自行缓解。疼痛多在排便时出现，其他如下蹲、坐行、增加腹压的突发性活动，如打喷嚏等均可引起肛裂的间隙性、周期性疼痛。

（2）出血：排便时，损伤创面，可致裂口出血。一般出血不多，粪便上染有血丝，或便后滴血，手纸带血。

（3）便秘：多因患者恐惧排便时的剧痛，有意推迟排便时间和减少排便次数，使粪便在直肠内停留时间延长，水分被完全吸收，大便变得干硬，而此时排便，则会使裂口创伤加重，裂口加深，疼痛加重。如此往复，形成恶性循环。

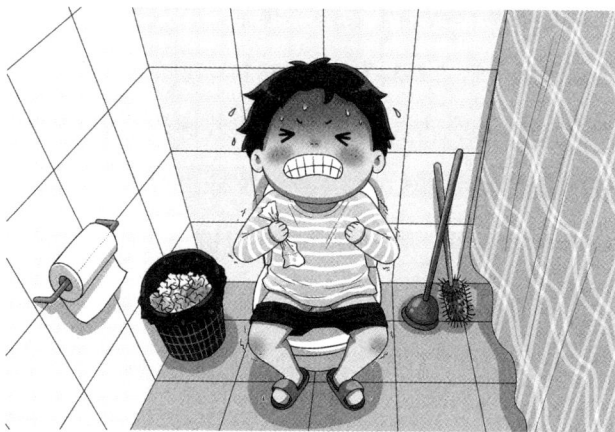

4. 肛裂一定会出现的临床症状是什么？

肛裂的主要表现为便后肛门剧痛，可持续加剧，数小时后可自动缓解。排便时出现此疼痛症状，此外，下蹲、坐行、增加腹压的突发性活动如打喷嚏等均可引起肛裂的间隙性、周期性疼痛。排便时由于肛门内神经末梢受刺激，患者会立刻感到肛门烧灼样或刀割样疼痛，称为排便时疼痛；便后数分钟可缓解，称为间歇期；随后因肛门括约肌收缩痉挛，再次剧痛，此期可持续半小时至数小时，临床称为括约肌痉缩痛。括约肌疲劳、松弛后疼痛缓解，但再次排便时又发生疼痛。以上称为肛裂疼痛周期。患者因害怕疼痛不愿排便，久而久之引起便秘，粪便更为干硬，便秘又加重肛裂，形成恶性循环。排便时常在粪便表面或便纸上见到少量血迹或滴鲜血，大量出血少见。

5. 肛裂的主要症状有哪些？

肛裂患者的典型临床表现为疼痛、便血和便秘等。

（1）疼痛：肛裂可因排便引起周期性疼痛，这是肛裂的主要症状。排便时，粪块刺激溃疡面的神经末梢，患者立刻感到肛门灼痛，但便后数分钟疼痛缓解，此期称为疼痛间歇期。以后因肛门内括约肌痉挛，又产生剧痛，此期可持续半小时到数小时，使患者坐立不安，很难忍受，直至肛门括约肌疲劳后，肌肉松弛，疼痛缓解。但再次排便又发生疼痛。以上称为肛裂疼痛周期。疼痛时还可放射到会阴部、臀部、大腿内侧或骶尾部。

（2）便血：排便时出血，量少、色鲜红，有时仅染红手纸，有时则滴血或附着于粪便表面。但有时则无出血现象。一般便秘时易出血是由于排便时溃疡创面受到刺激，小血管被撕裂所致。

（3）便秘：为避免肛门疼痛，患者常抑制排便，而形成直肠型便秘，又称恐惧性便秘。肛裂日久不愈而形成恶性循环。

（4）肛门瘙痒：由于裂口溃疡面或皮下瘘管的分泌物或肛门腺体流出的分泌物，刺激肛缘皮肤引起肛门湿疹和肛门瘙痒。自觉肛门常潮湿不爽，并可使皮肤伴有表浅裂口或皮损。

（5）全身症状：剧烈的疼痛可加重患者的精神负担，并影响休息，引起神经衰弱。有的患者会因恐惧排便，有意减少进食量，久而久之，可引起轻度贫血和营养不良。女性可出现月经不调，腰、骶部疼痛。肛裂感染期可有发热、肿痛和流脓血等。

6. 肛裂有哪些特殊表现?

肛裂典型的临床表现,即疼痛、便秘和出血。疼痛多剧烈,有典型的周期性。便后数分钟可缓解,称为间歇期;随后因肛门括约肌收缩痉挛,再次剧痛,此期可持续半小时到数小时,临床称为括约肌挛缩痛。肛门括约肌疲劳、松弛后疼痛缓解,但再次排便时又发生疼痛。以上称为肛裂疼痛周期。

7. 什么是肛裂三联征?

在日常医疗活动中,经常可听到肛肠专科医生提到肛裂"三联征"。其一般是指肛裂日久所导致的肛乳头肥大、"哨兵痔"(结缔组织外痔)、陈旧性肛裂三者同时存在。

8. 急性肛裂与慢性肛裂在症状上有什么区别?

急性肛裂的主要症状是疼痛、便血。疼痛在便前、便后出现,持续几分钟到数小时不等,导致患者恐惧排便,大便越积越干硬难解,疼痛更剧烈,形成恶性循环。

慢性肛裂除疼痛、便血症状外，还有较典型的体征，裂口肛缘皮肤质地较硬的哨兵痔，为炎性刺激导致，肛裂齿线部位肛乳头肥大增生明显，肛裂部位内括约肌纤维化形成栉膜带，所以肛裂一旦发展为慢性，一般出血较少或不出血。

9. 肛裂为什么会异常疼痛？

疼痛是肛裂的主要症状。排便时的疼痛是由于肛管扩大，溃疡内神经末梢受到刺激的缘故。排便后的疼痛，则是由于肛门括约肌持续处于痉挛状态而引起的。疼痛可持续数分钟甚至数小时之久，直至肛门括约肌疲乏松弛后，才会消失。但在下一次排便时，又会重复上述过程。长期如此，患者将排便看作是一种痛苦和负担。由于患者害怕大便时疼痛，不敢排便，则使粪便在肠道内长时间积存，变得更干硬，排便时对局部损伤更大，疼痛亦更加剧烈。如此形成恶性循环，患者甚感痛苦。

10. 肛裂疼痛有什么特点？

肛裂可因排便引起周期性疼痛，这是肛裂的主要症状。如大便时，因粪块刺激局部溃疡面神经末梢立即感到肛门灼痛，但便后数分钟疼痛缓解，这个时期称疼痛间歇期。以后因肛门括约肌痉挛，又发生剧烈疼痛，此期可持续数小时。使患者坐立不安，很难忍受，直至肛门括约肌疲劳后肌肉松弛、疼痛缓解，以上症状临床上称为肛裂周期性疼痛。

11. 肛裂能否引发其他病症？

（1）溃疡：初起是肛管皮肤纵行裂口，呈线形或棱形，边缘整齐，底浅有弹性，反复感染使裂口久不愈合，边缘增厚、基底硬，逐渐成为较深的慢性溃疡，轻微刺激可引起剧烈疼痛。

（2）前哨痔：裂口下方皮肤由于炎症刺激，使淋巴和小静脉回流受阻，引起水肿和纤维变性，形成大小不等的皮赘，称为前哨痔，也属结缔组织性外痔。

（3）肛窦炎和肛乳头肥大：是裂口上端受炎症反复刺激的结果，肛乳头肥大显著的可随排便脱出肛门外。

（4）肛周脓肿和肛瘘：裂口炎症向皮下扩展，加之肛门括约肌痉挛，使溃疡引流不畅，分泌物潜入肛缘皮下，形成脓肿，脓液向裂口处破溃，形成皮下瘘。

（5）栉膜增厚：栉膜区是肛管最狭窄区，是肛门梳硬结和肛管狭窄的好发区。栉膜区下增厚的组织称为栉膜带，肛裂的炎症刺激可使其增厚、失去弹性，妨碍肛裂的愈合，所以，治疗肛裂时应将增厚的栉膜带切断。

12. 肛裂的危害有哪些?

肛裂本身的疼痛程度已经影响到了患者日常的工作、学习和生活。如果不及时诊治，早期肛裂会转变为陈旧性肛裂，肛门括约肌痉挛引起的疼痛加重，反反复复会导致溃疡面感染，引起肛门口狭窄，排便更加困难。若已发展为陈旧性还不治疗，就会导致便秘、疼痛、肛裂三者相互影响、相互加重，严重时甚至导致胃肠功能紊乱。还有，肛裂创面出血会导致感染加重，炎症向肛门内扩散，常引起肛窦炎和肛乳头炎，最后形成肛乳头肥大。裂口下端皮肤因炎症刺激改变，引起局部组织增生，形成皮赘，也就是结缔组织外痔，又称为哨兵痔。如果裂口炎症向皮下扩展，加之肛门括约肌痉挛，使感染的分泌物引流不畅，分泌物潜入肛缘皮下，形成脓肿，脓液慢慢向裂口处破溃，就形成了皮下瘘。如果创面反复感染不愈合，分泌物增多，流出肛外刺激皮肤，会导致皮肤瘙痒和肛门湿疹。

13. 为什么肛裂疼痛会有周期性?

疼痛是肛裂的主要症状。多数患者排便时即感疼痛,排便后有一短暂疼痛减轻的间隙期,随后,出现持续且加剧的疼痛。疼痛的时间长短因肛裂的程度不同而不同,可长达数小时至整日。

肛裂引起剧烈疼痛的主要原因是由于排便时肛裂裂口内神经末梢受到刺激,引起肛门烧灼痛和刀割样疼痛从而使得肛门内括约肌痉挛收缩,导致持续性疼痛。然后,随着时间的推移,肛门括约肌渐渐疲乏松弛,疼痛随之减轻,并逐渐消失。这在肛裂疼痛症状中,谓之"疼痛的一个周期"。不仅排便可引起肛裂的剧痛,咳嗽、打喷嚏以及排尿等都可引起这种疼痛周期。

14. 小儿肛裂典型的症状有哪些?

排便时哭闹是小儿肛裂的典型症状,多由排便时剧烈疼痛引起。这种排便时的疼痛,主要由于粪便通过肛管时导致肛管极度扩张,牵拉肛裂之溃疡面,刺激溃疡内的神经末梢引起。患儿常因惧怕疼痛,导致排便恐惧心理产生,而不愿排便，甚至不敢如厕，以致久忍排便，大便愈加干燥、硬结，一旦有排便动作时，患儿则疼痛剧烈，哭闹挣扎。

便血也是小儿肛裂常见的症状，排便时带血，出血量不多，多为鲜血，附着于粪便表面，或鲜血包裹大便，有时便后手纸染血，极少出现滴血。出血的原因多由排便时干硬的粪块擦破肛裂溃疡面内的小血管引起。

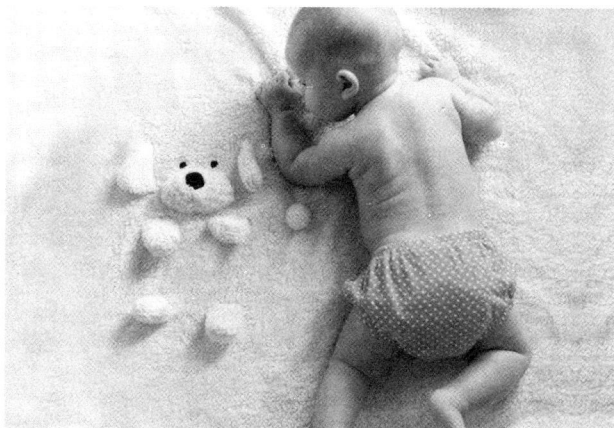

15. 小儿肛裂的发病特点是什么？

便秘是小儿肛裂的主要症状之一，也是小儿肛裂的诱发因素，由于便秘、排便时哭闹，因而排便时常努挣，加大腹压，使干结坚硬的粪块强行通过肛门，肛门发生撕裂，从而形成肛裂。肛裂又可引发排便时肛门疼痛，患儿常因惧怕而拒绝排便，粪便在肠道内长时间停留后，水分大多被吸收，大便更加干燥、硬结，又会进一步加重或诱发肛裂。

小儿的消化系统发育尚未健全，肠蠕动力弱，容易造成食物残渣在肠道内停留时间过长，水分吸收，则粪便变硬难以排出。有学者研究肛裂患病率最高的是 1～2 岁及 5～6 岁年龄段。随着幼儿配方奶粉的喂养越来越多，辅食中摄入的肉食等较多，蔬菜甚少，引发便秘的患儿较多，导致肛裂的患儿也随之增多。5～6 岁儿童若未养成良好的排便习惯，大便不规律，或是因环境的改变，不愿在校排便，儿童容易出现憋便现象，久而久之形成便秘，从而诱发肛裂。

16. 为什么女性更容易患肛裂?

女性，特别是中青年女性患肛裂的人数较男性多，主要是因为女性在妊娠期活动减少、肠蠕动减弱，容易产生便秘，加上分娩时用力过度常会引起会阴部及肛门部的撕裂，易产生肛裂。有些未婚女性也易患肛裂，是因为月经期不注意休息和卫生，引起肛门炎症，导致肛裂，同时也与月经期盆腔充血明显、肛门局部病情加重有关。

17. 大便出血应该看哪个科?

引起便血的疾病很多,比如痔疮、肛裂、直肠息肉、溃疡性结肠炎、结直肠肿瘤等,需要到医院进一步检查,方能确诊,建议先挂肛肠科的号。肛肠科的称谓沿用了我国中医肛肠疾病的概念。西医外科称之为大肠肛门病外科(或者结直肠肛门外科),属普通外科的分支。中医肛肠科早期以治疗肛门病为主,随着医学的进步和中西医的有机结合,目前正规医院的肛肠科主要治疗大肠(结肠、直肠)及肛门部的疾病。近些年来,肛肠科逐渐脱离普通外科,形成了一个独立、专业的学科。现阶段,中医肛肠科、西医肛肠科、中西医结合肛肠科各存优势,相互借鉴,共同发展,并出现了一批肛肠病专科医院或综合性医院独立的肛肠专科。

18. 肛肠病有多少种? 肛肠病包括哪些疾病?

肛肠病是指发生于肛门、直肠、结肠部位的疾病的总称,约有100多种,是一种常见病、多发病。包括内痔、外痔、混合痔、肛裂、肛周脓肿、肛瘘、直肠脱垂、肛乳头肥大、肛乳头瘤、肛窦炎、藏毛窦、肛周坏死性筋膜炎、肛门直肠外伤、肛门直肠异物、肛周皮肤病、肛门直肠性病、结直肠息肉、家族性息肉病、慢性结肠炎、溃疡性结肠炎、克罗恩病、便秘、结肠癌、直肠癌、直肠阴道瘘、直肠尿道瘘、先天性巨结肠等。肛肠疾病虽然较少危及生命，但病情轻者也会不时受到疾病的困扰，病情重者常可影响工作、学习及健康。

19. 肛肠病分为哪几类？

肛肠病包括感染性疾病、大肠炎性疾病、排便障碍性疾病、肛门皮肤性病、大肠良恶性肿瘤和先天性肛门病等等。但常见且发病率较高的有痔疮、肛裂、肛周脓肿、肛瘘、息肉、结肠炎、便秘、结直肠癌等。目前直肠恶性肿瘤的发病率有着明显的上升趋势。

20. 出现哪些症状应该去肛肠科就诊？

肛肠疾病十分复杂，临床症状也较多，但有下列之一的不适感觉必须到正规医院肛肠科去就诊：大便时出血、大便时肿物脱出、肛门周围肿物、肛缘皮赘、肛门疼痛、肛门瘙痒、肛周肿痛、肛旁流脓、大便不规律、便频、排便困难、腹痛、腹泻、腹部不适或脓血便等等。

21. 肛肠病发生的内部因素有哪些?

①解剖因素:肛门直肠部有大量特殊性结构,如肛隐窝、肛腺、肛乳头、直肠瓣和特殊的血管构造。直肠静脉中缺少静脉瓣,血液易于瘀积。门静脉系和腔静脉系在直肠下端,有许多静脉丛和吻合支,静脉壁薄弱,对压力的抵抗力减低,直肠黏膜下组织疏松,有利于静脉扩大曲张,容易形成痔。②生理因素:结肠、直肠为运送食物残渣,存留粪便的主要器官,而食物经体内分解吸收后,残渣中常带有大量有害物质,长期滞留在结肠直肠中,可诱发肿瘤。③遗传因素:因遗传基因的缺陷,可产生多发性结肠息肉,P-J综合征(黑斑息肉综合征)等遗传性肛肠疾病。④发育因素:肛门直肠部是人体在胚胎发育过程中内胚层与外胚层相互融合而成,如发育过程异常,可在肛门直肠部产生许多先天性肛肠疾病,如先天性无肛症、先天性直肠阴道(尿道)瘘、先天性巨结肠等。

22.肛肠病发生的外部因素有哪些?

①饮食因素:日常生活中,饮食规律或饮食品种难免发生改变,这是很自然的。如食物质量的精粗,蔬菜种类的改变与量的增减,蛋白质、脂肪、淀粉、纤维素等含量的多少,水分摄入情况,都能直接影响粪便成分,引起肛门直肠疾病。长期饮酒或喜食辛辣食品的人,因酒和辛辣物可刺激消化道黏膜,造成血管扩张,结肠功能紊乱,肛肠疾病的发病率明显上升。全国普查资料表明,喜食辛辣者其发病率为61.6%,喜饮酒者其发病率为64.6%,均明显高于总的发病率。②职业因素:长期站立或久坐。肛门直肠居人体下部,长期直立或静坐姿势使痔静脉回流不畅。③排便习惯:如厕时下蹲位看书看报,造成下蹲和排便时间延长,容易造成肛门直肠内瘀血而诱发疾病;如厕时吸烟能缓冲大脑的排便反射,极容易造成便秘;一些人不管排便感受是否强烈,排便时盲目不停地猛力努挣,只能使直肠肛门和盆底肌肉增加不必要的负担与局部瘀血,导致疾病发生和发展。④排便异常:腹泻和便秘均是肛肠疾病的重要发病因素。便秘是最大的祸根,直肠内长期滞留有毒物质不仅可诱发直肠癌,且粪便堆积,影响血液循环。用力解出干燥粪块,必然会使肛门承受较大压

力，产生瘀血、胀肿、裂口等一系列病理改变。腹泻常是结肠疾病的临床表现，腹泻也能使肛门局部感染机会增多，产生肛窦炎、炎性外痔、肛周脓肿等疾病。⑤慢性疾病：如长期营养不良，体质虚弱，引起肛门括约肌松弛无力。长期患慢性支气管炎、肺气肿，由咳喘造成腹压上升，盆腔瘀血。慢性肝炎、肝硬变、腹泻、结肠炎等均是肛肠疾病发生的诱因。故在临床中应注重患者的全身状态，采取合理有效的预防措施。

23. 肛肠病有哪些危害？

肛肠病在人们的生活中十分常见，由于患病部位的隐私，大多数人都认为肛肠病不算大病，错误地认为肛肠病不及五脏六腑的病痛那么可怕，根本不会危及到生命。因此，不愿意主动治疗，往往给自己的健康埋下隐患。

从疾病的性质来看，除大肠肿瘤外，大多数肛肠病属于良性疾病，但患者十分痛苦，常会发生大量便血、疼痛难忍、排便困难，甚至会恐惧排便、讳疾忌医、贻误治疗、导致轻生等。肛肠病还会引发一些严重的并发症，如重度贫血、感染坏死、直肠癌变、妇科炎症等，重则病情恶化，增加治疗难度，降低生活质量，甚至还会威胁生命，给人们的生活和身体健康带来很大的危害，等到不得不就医的时候，已是悔之晚矣！所以，重视肛肠病的早期治疗和预防是十分必要的。

24. 肛肠病患者为什么不愿意就医？

许多人认为肛肠病是小病小伤，挺一挺就过去了。更多的时候，草率地自己买点药吃下去顶一顶。只在迫不得已，病情严重时才去医院看病。80% 的重病患者承认，因为长期不去医院，小病酿成大祸，贻误最佳治疗时机。原因主要如下。

（1）部位隐私：由于肛门这个器官在解剖和功能上的特殊性，比较隐私，患者不好意思，有病不愿意看，有痛苦不愿意说，不像脸上有病就及早看医生。有些女性患者存有害羞心态，惧怕男医生检查治疗。很多患者对痔疮认识不足，认为痔疮治与不治一个样，或者担心手术疼痛与费时麻烦，而宁愿反反复复用药，也不去医院治疗。故常常忍熬着自己的肛肠病，多年不去医院检查。这是一种很不负责的自虐行为，因为如果你的便血系恶性肿瘤所致，那就悔之晚矣。

（2）害怕疼痛：人体肛门皮肤神经末梢丰富，属脊神经支配，痛觉非常敏感，一提到肛肠手术，人们自然会把难以忍受的剧痛和手术联系在一起，因此就有了肛肠手术"天下第一痛"的说法，这是许许多多应该及时接受手术治疗的肛肠病患者望"痛"却步的主要原因。这种因惧怕疼痛而不能及时接受治疗的后果，使得很多患者把早期本来很容易治疗的疾病拖成了晚期难治的大病，不仅给患者增加了痛苦，也影响了肛肠学科的研究和发展。

（3）肛门失禁：肛门的舒缩和排便功能，是受神经支配肛门内、外括约肌和肛提肌来维持的。这些肌肉松弛，张力降低，或被切断、切除，或形成大面积瘢痕，都会引起肛门失禁。临床上，切断肛门外括约肌皮下层和内括约肌，一般不会影响人的排便，也不会引起肛门失禁。肛肠手术时若操作不当或不规范，特别是损伤了肛门外括约肌深层，以及肛提肌的耻骨直肠肌，就会影响收缩功能，使肛门松弛，失去对肛门的控制，造成大便失禁、直肠脱出等不良后果。

目前，我国大量肛肠病患者相信游医、痴迷小广告，得不到正规治疗，很多人没有基本的保健意识，导致漏诊、误诊。因此一定要及早治疗肛肠病，选择正规的肛肠医院和专业的肛肠医生是治疗肛肠病的关键。

25. 得了肛肠病为什么不要强忍着？

由于痔疮是妇孺皆知的常见病、多发病，因此，民间

"痔疮"一词，几乎成为肛肠病的代名词。当人们出现大便出血、疼痛等肛门不适时，就会自然而然地误认为患了"痔疮"。不管是哪类肛肠病，只要是发生在肛门部的，都统统归咎于"痔疮"。一旦便血大都认为是"痔疮"犯了，认为"痔疮"是一种小毛病，无关紧要，不会危及生命，塞点药就会好了，一拖再拖，按痔疮进行治疗，却忽视了致命的直肠癌，最终失去最佳手术时机，这是认识上的局限。很多医院、诊所纷纷引进医疗器械，一时间治疗痔疮的祖传秘方、微创无痛手术等广告也就铺天盖地了。多种因素导致了人们一个错误的理解："肛门有问题就是痔疮在作祟。"其实，肛肠科诊治的病种并不单单是痔疮，肛门、直肠、结肠等部位的各种疾病都属于肛肠科的诊治范围，有 100 余种疾病之多。肛肠病患者被误诊、误治的现象时有发生，所以提醒肛肠病患者

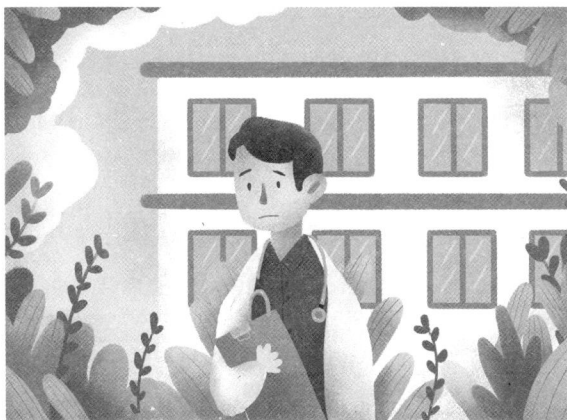

一定要到正规医院进行诊治，临床上有 80% 以上的直肠癌在早期被误当成痔疮。患了肛肠病一定要早诊断、早治疗，切莫因"痔疮"而掩盖了直肠癌这一真正危害人体健康的大敌，从而产生不幸的后果，甚至危及生命。

26. 什么是痔疮？

痔疮是人体肛管皮肤下和直肠末端黏膜下的静脉丛发生扩张、屈曲、增生而形成的柔软的静脉团，或者是肛缘皮赘增生或皮下静脉产生血栓而形成的肿块，这是过去的痔疮的概念。目前认为痔疮是肛管直肠的血管性衬垫因其支持组织损伤等原因而发生松弛向下移位形成的。痔是肛垫（肛门血管垫）病理性肥大、移位及肛周皮下血管丛血液淤积形成的团块，又叫痔疮、痔核等。正常肛垫是由包括血管、平滑肌、弹性纤维和结缔组织等黏膜下层组织构成的，宛如心脏三尖瓣一样，可以保证肛管的正常闭合。肛垫的作用相当于水龙头中的橡皮垫圈，具有闭合肛门，节制排便的作用。便血、脱出和皮赘是痔疮的三大表现。痔疮分为内痔、外痔、混合痔三种，当混合痔发展到一定程度时，可形成环形痔。

27. 便秘的发病率如何?

便秘的发病率随着人们生活习惯的改变和饮食的精细化似有不断上升的趋势。1957～1985年间,美国国立卫生咨询调查机构每年对超过10万人进行调查的结果显示:便秘的患病率为29%。而法国人群中便秘的患病率为6.3%。有文献报道,第三世界国家便秘的患病率远较发达国家低。我国的调查发现,便秘的患病率为3.7%。便秘的患病率和年龄、性别密切相关。一般人群中便秘患病率为2%,65～74岁年龄段为4.5%,大于75岁者可达10.2%。女性便秘尤其多见,男性便秘患病率为8%,而女性高达20.1%。国内的研究也显示便秘患者中男、女比例为1∶2.75。

28. 痔疮和直肠癌是一回事吗?

痔疮和直肠癌二者虽是不同性质的疾病,但又可同时存在。前者是一种严重危害人体健康的常见恶性肿瘤,后者是一种最常见的肛肠良性疾病。据调查,目前我国直肠癌发病率呈上升趋势,其中有一部分人因同时患有痔疮而延误了直肠癌治疗时机。

直肠癌和痔疮的早期便血症状基本相似，必须仔细分辨。痔疮的便血特点是无痛性便血。早期多为大便带血，色鲜红，量较少，继而出现便后滴血，重者为喷射状出血，色鲜红，量较大，可染红马桶或便池。而直肠癌患者的便血特点为间歇性便血，多伴有大便习惯改变。早期仅有少量血液附于粪便表面，呈鲜红色或暗红色，出血量多少不定，且不一定每次大便时都便血，因而多不易引起重视，患者往往误以为内痔、肛裂等疾病而不来就医。但是，直肠癌不断生长，因此症状会逐渐加重，除便血外，患者大便时会有白色或黄色的黏液物排出，与血液相混，即形成所谓"脓血便"，患者的大便习惯会发生明显变化，患者在患病之前大便正常并很有规律，发病后排便失去规律，如排便次数、时间、数量等均会发生改变，或长期腹泻，或便秘与腹泻交替出现，排便后总有一种大便未解干净的下坠感（又称为"里急后重"）。到了疾病的晚期，患者会有腹痛、消瘦、无力，排便时会出现便条变细或有沟痕，会阴部或骶尾部疼痛，肿瘤破溃会造成直肠大量出血，患者每日可频繁地排出血便，有时一次可排出200mL 以上。由于排便次数增多，可使患者日夜难眠，不思饮食，患者情况很差，有时呈现恶病质状态。

应当强调，凡大便带血伴有大便规律改变者，特别是男性45 岁、女性40 岁以上者，都应高度警惕直肠癌的可能，一定要进行肠镜检查，排除肠道恶性肿瘤。一旦发现大便出血，就应及早就医，进行全面系统的下消化道检查，即使已经明确有痔疮存在，也要请专科医生进行直肠指诊，必要时行纤维结肠镜检查，以防漏诊、误诊。此项检查是诊断直肠癌的一种最简单、最可靠的检查方法，可使绝大多数直肠癌患者得到早期诊断及治疗。

29. 肛裂和直肠癌是一回事吗？

肛裂和直肠癌二者是性质不同的两种疾病。肛裂为良性疾病，直肠癌是恶性疾病。二者早期均可表现为大便带血。肛裂出血一般呈鲜红色，直肠癌出血大多呈暗红色。肛裂大便出血，是因排便时擦伤患处所致，血液多数是随着大便排出后滴下来，因此与粪便不相混合，更没有黏液存在；而直肠癌患者的大便则常混有血液、黏液或脓血，而且大便的习惯会明显改变，大便次数增多，里急后重，大便变细，还伴有里急后重的感觉及晚期发生转移的表现。直肠癌的便血一般是暗红或者与大便混合一起。肛裂多数有便时或便后剧烈的疼痛，呈"刀割样"或"撕裂样"；直肠癌本身不会引起明显的疼痛，当病情发展到中晚期可出现疼痛。

直肠指诊，即用手指伸入肛门内检查是一种最有效的方法。因为大部分的肛裂、痔疮和直肠癌都发生于手指可以触及的部位。如果用手指由肛门伸入触之，感到内部有一些凸起的小粒则为痔疮，感到有裂痕者则为肛裂；如果感到肠内有菜花硬块或边缘隆起中央凹陷的溃疡，并发现肠腔狭窄得仅能容纳一个手指，检查后，指套上沾有血液、脓液和黏液者，则极可能患上了直肠癌，应该尽快就诊，以免错失治疗的大好良机。最后，肠镜检查是诊断肿瘤的金标准，可明确病变性质。

30. 肛裂是良性疾病还是恶性疾病？

肛裂和痔疮一样都是良性疾病。民众所讲的"痔疮"泛指所有的肛肠病，包括痔疮、肛裂、肛瘘、肛周脓肿、肛门直肠良恶性肿瘤等。所以痔疮病中既有良性疾病，也有恶性疾病。而我们医生所讲的痔疮就是一种疾病，即是痔。它是一种良性疾病，既不传染也不会恶变。

31. 肛裂会不会遗传？

大多数肛肠病一般是不会遗传的，但是有一些肛肠疾病具有家族好发性，如在日常生活中经常可以看到较明显的家族群集患肛肠病现象，这可能是由于这类家族的直肠肛门静脉壁先天薄弱，抗压力弱，不能耐受血管压力，易扩大形成静脉血管团，而形成痔；也可能是由于这类家庭中人们的生活环境、饮食爱好、起居习惯相同或相似而发病。但对于家族性息肉病、肛管直肠肿瘤，往往有一定的遗传倾向性。

32. 肛裂会癌变吗？

肛裂主要为肛门周围皮肤软组织裂伤引起的，伴有疼痛、便血等症状的一种疾病。正常情况下，肛裂是不会癌变的，但若伴有肛乳头瘤，如果反复刺激的话，瘤体又特别大，则会有癌变的可能。如果伴有皮下瘘管，反复炎症刺激增生，最后迁延不愈，则会有癌变的可能。所以应当积极处理原发病。

33. 为什么女性肛裂比男性多见？

肛裂一般是由于皮肤及血管机械刺激和炎症改变引起的，而更主要是由于解剖位置的因素。肛管后部和前部不如两侧坚固，容易损伤，坚硬的粪块可撕裂肛门皮肤，使之复合感染、经久不愈。女性，特别是中青年女性更容易患肛裂，主要原因是中青年女性会遇上生育关，妊娠后活动相应减少，肠蠕动减弱，极易产生便秘，干硬的粪块易擦伤肛管皮肤引起局部感染。且在分娩时常常因用力过度，容易撕裂肛管会阴部位，引起疼痛和出血，产生肛裂。

此外，女性相对较男性挑食，大便没有规律，多数有便秘病史。干硬的粪块、便秘既是肛裂的原因，又是肛裂的结果，两者互为因果，形成恶性循环。有些未婚女性也较容易患肛裂，特别在月经期更易加重，可能是月经期没有很好地休息和注意经期卫生，引起肛门局部炎症，导致肛裂。也可能与经期会阴部的充血有关。

34. 女性妊娠期间为什么容易患肛裂？

一方面，随着孕期的增加，胎儿和子宫随之变大，增大的子宫压迫骨盆腔静脉和下腔静脉，导致痔静脉血液回流障碍。增大的子宫压迫肠管，导致排便障碍，使粪便变硬，排便用力损伤肛管皮肤，导致肛裂的发生。

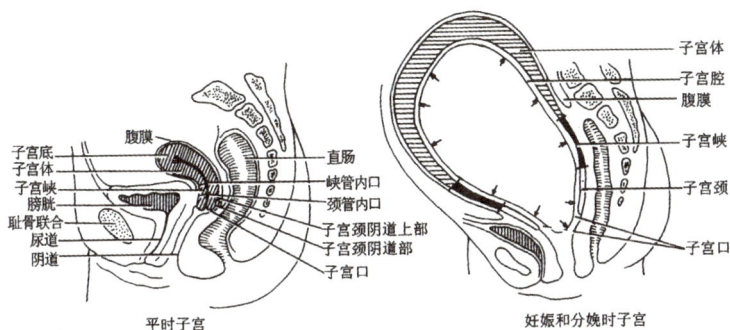

平时子宫　　　　　　　　　　　妊娠和分娩时子宫

35. 女性分娩后为什么容易诱发肛裂？

　　女性分娩之后长期卧床休息，活动减少、肠蠕动减慢，容易产生便秘，同时怀孕时腹壁扩张，产后腹壁松弛无力、腹压降低。这些都会使肠内容物在肠腔内停滞，难以排出；加上分娩时用力过度，常会引起会阴部及肛门部的撕裂，产生肛裂。产后饮食欠佳，过食精细食物，不吃或很少吃蔬菜、水果等富含纤维的食物，以及有些人饮水少，会诱发、加重便秘，导致肛裂。

36. 经常处于哪些体位，从事哪些工作的人易患肛裂？

　　长期站立、坐位、蹲位的人容易患肛裂。从事教师、司机、文秘、机关干部等职业的人，因为长期处于上述体位，会影响盆腔血液循环，造成肛周静脉淤血、扩张，出现排便困难而形成肛裂。

37. 为什么喜食辛辣食物者易患肛裂？

喜食辛辣刺激性食物，如喜饮酒吃辣椒，可使肛门直肠的血管充血扩张，粪便内所含水分也因血管的充血而被吸收，使大便秘结，排便困难，腹部压力增高。另外，辛辣刺激食物可能刺激直肠黏膜而引起局部水肿，长期作用使静脉壁僵硬、弹性减退，扩张淤血等，而导致肛裂发生。

38. 平素患哪些疾病的人容易得肛裂？

慢性支气管炎、肺源性心脏病、哮喘、高血压病、前列腺增生、肝硬化、肥胖患者都比较容易得肛裂。因为这类患者腹腔压力较高，痔静脉血液回流受阻，静脉淤血、扩张，久而久之，血管壁弹性减退，便可形成肛裂。

39. 为什么肛裂的裂口总是发生在前、后两个位置呢?

在临床上，发生在前、后正中位置的裂口占肛裂的 98.75%，仅有百分之 12.5% 的肛裂发生在其他部位。主要原因为前、后正中部位肌肉薄弱，不如其他部位坚韧，即肛门的外括约肌从两侧包绕肛管时，向后附着于尾骨尖，向前止于耻骨联合，使肛管的正前方和正后方少有肌肉支撑，尤其是正后方，那里是一个三角形的间隙。所以我们就不难理解，当因便秘而用力排便时，肛管的承受能力达到极限，就很容易在薄弱的地方被撕裂。这就是肛裂好发于肛门前、后正中位的原因。

40. 为什么肛裂好发生于年轻人?

据全国普查资料表明，肛裂以 20～30 岁的青壮年多见，女性略多于男性。

年轻人易患肛裂可能与年轻人肛管收缩力较强，肛门内括约肌的敏感度较高，易与痉挛有关，加上饮食、生活不规律，便秘较多，所以发病率高。

41. 肛裂是什么原因造成的?

关于肛裂的病因尚不清楚,可能与多种因素有关。长期便秘、粪便干结引起的排便时机械性创伤是大多数肛裂形成的直接原因。中医认为,热结肠燥或阴虚津乏而致粪便秘结,排便时努挣,使肛门皮肤出现裂伤,形成肛裂。

(1)不良的排便习惯容易导致肛裂。许多人养成排便时带手机、看报纸、看书的习惯,造成排便下蹲时间过长,这种不良习惯很容易导致肛门直肠内出现淤血,从而诱发肛肠疾病。许多人还有上厕所抽烟的习惯,这种行为容易缓冲大脑的排便反应,很容易导致便秘。排便用力过猛也是引起肛裂的原因,盲目不停地用力,会使人体直肠肛门以及盆底肌肉负担增加从而导致肛裂发生。

(2)便秘是导致肛裂最主要的原因。大便干燥不易排出,会使肛门承受压力增大,很容易随着大便的排出过程使肛门产生裂口、肿胀等问题。肛裂患者在治疗过程中如果忽略了便秘这一主导因素,很容易加重病情,再次诱发肛裂,导致肛裂反复发作,伤口难以愈合。缓解便秘症状是改善肛裂最直接的方式。

(3)许多肛门部感染性疾病也会诱发肛裂,例如肛乳头炎、急性和慢性肛窦炎、息肉感染、内痔感染都是引起肛裂的主要原因。这些疾病的致病菌通过腺口进入肛腺，在肛管皮下组织造成脓肿，脓肿破溃之后形成溃疡伤口，感染之后发生血栓性静脉炎，也会导致肛裂的产生。

（4）人体特殊的生理结构也会导致肛裂。人体的肛门括约肌分为两部分，一部分是沿着肛管两侧向前围绕肛管，在肛管的前后方存在着缝隙，而肛提肌主要附着在肛管两边，前后部位较少，导致肛管前后部位没有两侧坚固，容易出现损伤。

42. 肛裂有哪些典型症状特点？

肛裂患者有以下一些典型的症状特点，即疼痛、便血和便秘。

（1）疼痛：典型的肛裂疼痛为周期性疼痛。周期性疼痛的特征是排便开始时患者感到肛门刀割样痛或撕裂样疼痛，排便后逐渐消失或减轻，再次排便患者又感到肛门剧烈疼痛，有时持续数小时甚至一整天才缓解。肛裂轻者不一定出现周期性疼痛，即使出现，持续时间也较短。

（2）便血：因干硬粪便擦伤肛裂创面或下蹲时裂口撕开而引起出血，便后带血量少，时有时无，色鲜红，或手纸染血，滴血较少。

（3）便秘：大便干结、排便困难为肛裂的病因之一。排出干硬粪块时损伤肛瓣、肛窦和肛乳头而发生肛裂，形成肛裂后，又因恐惧排便时的疼痛而有意推迟排便时间，减少排便次数，结果使便秘加重，粪便更加干硬，排便更困难，再次排便时疼痛更剧烈，从而形成恶性循环。

43. 为什么肛裂疼痛便时轻，便后却持续很长时间？

肛裂患者在排便时出现的疼痛多是较轻微的一过性皮肤撕裂痛，而在便后出现的刀割样剧烈疼痛，多是由于肛门内括约肌痉挛而产生的。由于内括约肌属于平滑肌，平滑肌易于痉挛，又不受意识控制，一旦出现痉挛，就会持续很长时间，只有在内括约肌疲劳后，痉挛和疼痛才会自然缓解，故肛裂患者便后疼痛较重，可持续剧烈疼痛 2 ～ 3 个小时，有时会持续很长时间。

44. 肛裂疼痛有什么特征性表现？

疼痛为肛裂的主要表现之一，急性肛裂多表现为便时疼痛，便后一般会很快缓解。慢性肛裂的典型表现为肛门周期性疼痛,即排便时肛管扩张,刺激裂口溃疡,肛管出现撕裂样甚至刀割样疼痛,此为排便痛。便后数分钟疼痛减轻,为疼痛间歇期。继而肛门括约肌痉挛收缩,出现剧烈疼痛,持续数分钟或数小时不等,严重者持续至下次排便,此为肛门括约肌痉挛痛。这种由平滑肌受到刺激造成的疼痛往往都比较剧烈,如肾绞痛、肠绞痛、胆绞痛等。但并非每个慢性肛裂患者皆表现为典型周期性疼痛。

45. 肛裂对身体有哪些危害?

（1）哨兵痔:裂口下端皮肤因炎症刺激水肿,组织增生,形成结缔组织外痔,又称为哨兵痔,这是肛裂的主要危害。

（2）梭形溃疡:肛管皮肤裂伤,经过感染,形成溃疡,进一步恶化。

（3）肛乳头炎:溃疡上端与齿线相连,炎症扩散,常引起肛窦炎和肛乳头炎,之后形成肛乳头肥大。

（4）肛窦炎:由于裂口处感染扩散,肛窦处形成感染。

（5）肛缘脓肿和肛瘘:裂口炎症向皮下扩展,加之肛门括约肌痉挛,使溃疡引流不畅,分泌物潜入肛缘皮下,形成脓肿,脓液向裂口处破溃,形成皮下瘘。

46. 肛裂造成的疼痛为什么在排便后比排便时还严重?

典型的肛裂疼痛每次发作有两个周期：第一周期是排便时会出现短暂的肛门疼痛，这是粪便直接刺激裂口溃疡引起的，是即时疼痛，刺激停止疼痛也就停止；第二周期是排便时裂口张开，粪便刺激了肛管皮下深面的肛门内括约肌，引起内括约肌（平滑肌）持久的痉挛性收缩，引发剧烈疼痛，可达数小时甚至十余小时。

47. 街头治疗肛肠病的宣传广告可靠吗?

肛肠病的治疗是一门严谨的医学科学，而不是儿戏。目前，有些小医院、小诊所为了追求经济效益，扩大宣传，招摇撞骗，导致很多患者轻信广告而延误治疗，终生遗憾。一些有关治疗肛肠病的虚假广告铺天盖地，令人目不暇接，都说是祖传秘方，方法一个比一个简单，疗效一个比一个神奇，微创无痛苦，根治不复发。"手术无痛，一秒完

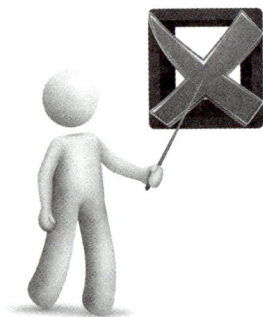

成，随治随走""无需开刀，杜绝复发"等，电视、广播、报纸、网络甚至公共厕所、公交车、电线杆，铺天盖地的广告让不少患者无法辨别真假。其实十有八九都是骗人的，那些所谓的"肛肠专家""名医"，从身份上看没有资质，从条件上看没有必需的设备，从技术上看治疗方法原始陈旧，很多所谓的"祖传秘方"，已是目前临床上淘汰的方法。"无任何痛苦"更是一种"障眼法"，就在手术"实施切割"的那一刻，才知道医生所谓的"无痛"其实是"嗷嗷大叫"。这些"手术无痛""一针见效"等明显缺乏科学依据的虚假宣传，还有不少人相信，这的确值得深思。因此，作为患者，一定要尊重科学，提高自我保护意识，不要相信虚假的宣传，最好到正规医院检查，由专科医师做出诊治，以免误诊误治。不要过于追求什么所谓的"不住院、不开刀、随治随走、永不复发"，而接受不合理的过度治疗，从而造成大出血、肛门狭窄、肛门失禁等严重并发症、后遗症，甚至导致死亡。

48. 哪些肛肠病节假日期间最易找上门？

在节假日期间，很多人忙于聚会应酬，再加上作息时间不规律，使得肛肠病发病数量较平时有所增加，急性痔疮、肛周脓肿等肛肠疾病已经成了新的节日病。痔疮占第一位，占正常人的 90% 以上。痔疮主要有三大临床表现，即便血、脱出和疼痛。便血为早期症状，血色鲜红，可手纸染血、滴血，严重时可喷血，不与粪便相混，一般不疼痛，这一点很重要，可与癌症相鉴别。肛周脓肿是一种常见的肛肠疾病，发病率高，且危害严重。若治疗不恰当或方法不正确容易形成肛瘘、败血症等严重病症，甚至危及生命。一旦出现便血、疼痛等症状，应及时前往正规医院进行诊断治疗，以免病情恶化，贻误治疗时机。

49. 如何判断自己是否得了肛裂？

一般来说，任何疾病的发病都有一个过程。肛门疼痛是肛裂的主要症状，多数患者排便时即感疼痛，排便后有一短暂疼痛减轻的间歇期，随后，出现持续且加剧的疼痛。疼痛的时间长短因肛裂的程度不同而不同，可长达数小时至整日。肛裂引起剧烈疼痛的主要原因是长期大便干结，容易损伤肛管周围的皮肤，大便时会导致肛门内括约肌痉挛、收缩，从而引起"刀割样"疼痛，便后手纸染血，鲜红色。患者经常自觉肛门潮湿，有明显的分泌物。这时首先要考虑自己是否患了肛裂。

50. 特殊类型的肛裂包括哪些?

肛裂除了以上介绍的典型类型外,还有一些特殊类型,常见的有克罗恩病肛裂、结核性肛裂、溃疡性结肠炎并发肛裂,这些类型的肛裂也具有肛门处裂口、大便带血、排便时肛门疼痛等症状。

51. 克罗恩病肛裂有什么特点?

克罗恩病是一种非特异性的慢性的累及胃肠道的炎症性疾病,它可以侵犯肠壁的全层,有三分之一的患者首先表现为肛周处的病变,这些症状包括肛瘘和肛裂。克罗恩病的肛裂裂口深大,边缘呈灰白色,疼痛症状没有典型肛裂剧烈。

52. 溃疡性结肠炎引起的肛裂有什么特点?

溃疡性结肠炎是一种非特异性慢性的累及肠道黏膜及黏膜下层的炎症性肠病,表现为腹痛、腹泻等症状,溃疡性结肠炎引起的肛裂表现为肛管两侧的表浅的裂口,不合并有肛乳头瘤、前哨痔等体征。而典型的肛裂,多位于肛管后正中处，并具有肛乳头瘤、前哨痔等症状。

53. 结核病肛裂有什么特点？

结核是常见并可致命的一种传染病，由分枝杆菌（又称结核杆菌）导致。结核杆菌通常感染并破坏肺以及淋巴系统，但其他系统及器官如中枢神经系统、循环系统、泌尿系统、骨骼、关节，甚至皮肤亦可受感染。其他的分枝杆菌，如牛分枝杆菌、非洲分枝杆菌、卡氏分枝杆菌、田鼠分枝杆菌亦可引起结核，但通常不感染健康成人。结核病引起的的肛裂裂口深大，边缘呈灰白色，于肛门两侧多见，疼痛症状没有典型肛裂剧烈。

54. 肛门疼痛是肛裂吗？

肛门疼痛的原因很多，不一定是肛裂，有可能是血栓性外痔、炎性外痔、嵌顿性痔、肛周脓肿、肛瘘、肛窦炎，也有可能是直肠癌、肛乳头肥大、肛门直肠异物，还有可能是肛门直肠神经官能症，应注意区别。常见的原因可能有以下几种：①如果是肛裂，长期的大便干结，容易损伤肛管周围的皮肤而导致疼痛，所以大便时会导致肛门内括约肌痉挛、收缩，从而引起"刀割样"疼痛；②痔疮如果形成血栓或发炎水肿，或脱出肛门时间比较长，嵌顿形成坏死，也会导致疼痛；③肛窦炎疼痛，常有肛管内灼热、刺痛、撕裂痛，排便时症状加重，肛门发胀、下坠感；④可能肛腺感染以后，沿着肛管向肛周皮肤蔓延，从而形成肛周脓肿，也会引起肛周剧烈的疼痛；⑤肛瘘一般不疼痛，当肛瘘急性发作，外口暂时封闭，污染物不断进入，脓汁阻塞，局部会出现剧烈疼痛；⑥如果有异物侵入、久坐工作、击打等，有时候会导致肛门疼痛；⑦如果大量饮酒或者大量进食辣椒等刺激性食物，会导致肛门周围瘙痒不适，还会刺激痔静脉团，从而引起充血疼痛；⑧肛门直肠神经官能症，患者往往伴有精神紧张、情绪焦虑等精神症状。所以，肛门疼痛的原因很多，建议还是到专科医院完善检查，明确诊断后给予及时的治疗。

55. 肛门坠胀是肛裂吗？

肛门坠胀不一定是肛裂。很多疾病都可以出现肛门坠胀症状，比如痔疮、肛裂、肛乳头肥大、肛周脓肿、肛瘘、直肠炎、肛窦炎、直肠癌等疾病，还需要进一步检查，比如做个肛门指诊、肛门镜检查，甚至可以做个结肠镜检查来明确诊断。

56. 肛门瘙痒是肛裂吗?

肛门瘙痒的原因很多,不一定是肛裂,其原因常见的有以下几种:①如果患者有痔疮,长期便秘腹压增加,会导致痔核反复脱出肛门,有时会分泌黏液、粪便溢出肛周皮肤从而导致瘙痒,所以患有痔疮后如果没有及时治疗,有时会导致肛门瘙痒;②如果患有肛瘘,由于肛瘘外口脓性分泌物刺激肛门周围皮肤,可以引起局部皮肤瘙痒,严重者皮肤发生湿疹样改变;③直肠脱垂,肠管反复翻出肛门外,黏液分泌增多,粪便污染,可继发肛门部皮肤病变,引起肛门瘙痒;④如肛门括约肌比较松弛,粪便容易沾污肛门周围的皮肤,局部受到刺激也会引起瘙痒;⑤如果服用一些药品,比如奎尼丁、秋水仙碱,会导致急性肛门瘙痒,有时穿人造纤维或者进食海产品也能导致肛门瘙痒。

57. 什么是肛门瘙痒症?

肛门瘙痒症是指无原发性皮肤损害,以肛门皮肤瘙痒为特征的一种皮肤病。经搔抓可出现各种继发性皮肤变化,如抓痕、血痂、皮肤肥厚或苔藓样改变。

58. 肛门瘙痒症有何临床特点？

肛门周围顽固性瘙痒时轻时重，如虫爬蚁走，或有刺痛灼痛，多呈阵发性，持续数小时，难以制止，尤以夜间为甚。严重者坐卧不安，影响休息和睡眠，甚至引起神经衰弱症状。局部皮肤因搔抓而发生破损、出血、继发感染、糜烂、结痂等，时间长者肛周皮肤肥厚粗糙，失去弹性及光泽，周围色素沉着。

59. 肛门瘙痒是什么原因引起的？

肛门瘙痒比较常见，男性一般多于女性，造成肛门瘙痒的原因可能是饮食不当、过敏反应、寄生虫感染、痔疮肛裂、局部卫生不洁等，需要及时找到具体原因，采取针对性措施予以改善。

（1）饮食不当：有的人特别喜欢吃辣，辣椒里面的辣椒素是一种不容易被吸收的物质，排出体外的时候会对肛门造成一定的刺激，从而产生肛门瘙痒。

（2）过敏反应：过敏反应不仅仅发生在脸上、手上、身体的四肢等部位，还会发生在肛门部位，春暖花开的时候，各种细菌和病毒活跃，如果发生了过敏，肛门部位也可能会存在着过敏反应，从而产生瘙痒。

（3）寄生虫感染：肛门是人体的唯一出口，病毒和毒素都通过肛门排出体外，如果大便的细菌停留在肛门部位，很容易引发寄生虫感染，寄生虫感染之后，寄生虫在肛门部位活动，容易导致肛门瘙痒。

（4）痔疮肛裂：痔疮可能会导致肛门部位出现伤口，出现伤口之后，如果局部卫生做的不太好，最容易导致感染，从而产生肛门瘙痒。

（5）局部卫生不洁：有的人长时间不更换内裤，内裤上面藏污纳垢，滋生细菌，于是细菌会在肛门部位生长繁殖，从而导致肛门部位出现瘙痒。

60. 肛门坠胀是怎么回事？

如果发现肛门发生坠胀的情况，要引起重视。通常会发生在过度饮食、饮食不规律或吃了刺激性特别大的食品之后。这种情况会影响到肛门附近的血液流通，从而导致血液发生了堆积、凝固，所以肛门附近就会产生坠胀的感觉，而且发生坠胀后有可能会出现便血这种情况。肛门坠胀也可由其他原因造成，如肛窦炎、痔疮、直肠脱垂、直肠炎、直肠恶变

等。这些情况可能是比较危险的，要及时去医院进行处理，
与医生配合，尽早治愈。

61. 肛门坠胀是什么原因引起的?

肛门坠胀，总想大便，可能是肛窦炎、内痔发炎水肿或
嵌顿、直肠黏膜脱垂、直肠炎、直肠恶性肿瘤等因素造成的，
最好立即到医院检查，确定属于哪种原因，采取针对性治疗。

（1）肛窦炎：肛窦炎是造成肛门下坠的一个重要原因，
如果肛窦炎加上肛瓣炎，被称之为肛隐窝炎，继续发展可能
会成为肛周脓肿。

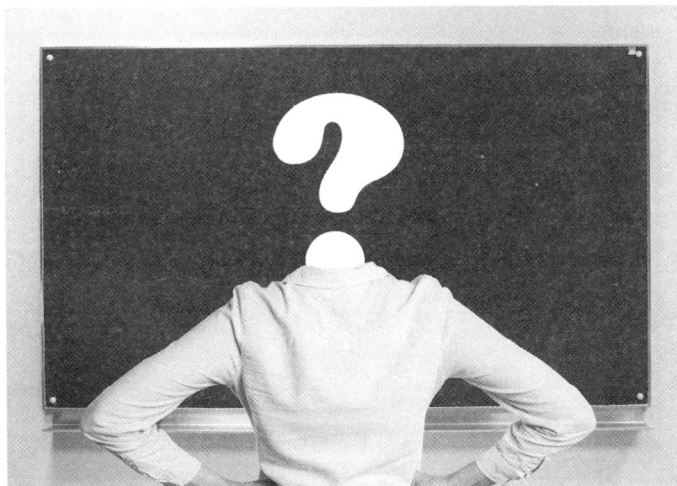

（2）内痔发炎水肿或嵌顿：由于大便出现干燥秘结，内痔会因为大便的原因糜烂、水肿、出血，血栓会在黏膜下大量形成，组织物脱出肛门，肛门括约肌会痉挛、水肿，会出现明显的坠胀感，频繁出现欲大便的感觉。

（3）直肠黏膜脱垂：直肠黏膜脱垂其实就是我们通常所说的脱肛，但脱肛是组织脱出肛门之外，而直肠黏膜脱垂指的是直肠黏膜在肛门内下垂堆积，此时很容易出现肛门坠胀，频繁出现欲大便的感觉。

（4）直肠炎：慢性结肠炎如果逐渐发展，可以导致直肠也发炎，肛门就会出现坠胀感，频繁出现欲大便的感觉。

（5）直肠恶性肿瘤：直肠恶性肿瘤比较隐蔽，一般早期很难发现，会出现便血，肛门坠胀，有排便不尽感，或频繁出现便意。

62. 肛门坠胀一定是肠癌吗？

肛门坠胀，可能是直肠炎、肛窦炎、痔疮或者肠癌等疾病造成的，属于肛肠疾病中比较常见的一个症状，不一定是肠癌。

肠癌患者可能会有肛门坠胀不适感，但出现肛门坠胀并非一定是肠癌，患者可以到正规的医院做检查，例如电子结肠镜检查、实验室检查、病理检查，才能确诊患者是否存在慢性结肠炎或者直肠炎。

如果是肠癌引起的肛门坠胀，会伴有胀痛、便意、局部下坠和灼烧感等，严重者会向下肢放射并有腰骶部症状。

【专家忠告】

保持健康的饮食习惯和作息习惯，养成规律的排便习惯，以及保证大便质软成形，达到本人拇指粗细，这些都是避免肛裂产生的关键因素。出现新鲜肛裂，及时到医院就诊，通过保守治疗即可痊愈，如果到了陈旧性肛裂期，基本上就需要手术治疗了。

第二部分

检查——明明白白做检查

1. 肛裂需要进行哪些检查？相关检查的意义是什么？

肛裂的检查以视诊为主，一般采取左侧卧位或膝胸位，轻轻牵开肛周皮肤，常能看到肛管的裂口。急性肛裂的特点是在齿状线下缘至肛缘皮肤可见卵圆形新鲜溃疡，色红，底浅，边缘柔软；慢性肛裂多呈棱形，色灰白，底深，边缘不整齐，质硬，有结缔组织增生，常形成前哨痔，因肛裂疼痛一般不做指诊及肛门镜检查，通过视诊，结合临床症状，即可确诊。

对难以确诊的肛裂可酌情进行直肠指诊及肛门镜检查，操作时应动作轻柔，以免引起患者剧痛，必要时可在麻醉下进行。对位于侧位的慢性溃疡，要与结核、癌、克罗恩病及溃疡性结肠炎等少见病变引起的溃疡相鉴别，病理检查可鉴别诊断。

2. 肛裂视诊检查能看出什么病？

肛裂的检查应以视诊为主，即让患者取侧卧位或胸膝位，放松肛门，医生用两拇指将肛缘皮肤轻轻向两侧分开，观察肛管是否有肛裂。急性肛裂的特点是在齿线下缘至肛缘皮肤之间可见一卵圆形新鲜裂口，色红、底浅、边缘柔软。慢性肛裂的裂口则多是呈梭形、灰白色、底深、裂口边缘不整齐、质硬、有结缔组织增生，肛缘增生的结缔组织常会形成隆起的皮赘，称为"哨兵痔"或"哨痔"。齿线部如有乳头状突起考虑"肛乳头肥大"，或肛裂外端有小溃口或肿痛要进一步探查有无"肛瘘"。

3. 肛裂直肠指诊怎么做？痛苦吗？

因肛门指诊会加重肛门疼痛，故如无特殊情况，一般不行肛门指诊。如患者肛门疼痛症状与肛门体征不相符合时需行肛门指诊，以利鉴别。

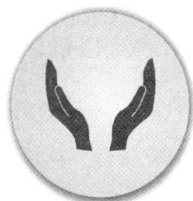

因指诊能引起剧痛和肛门括约肌痉挛，所以如通过典型症状和视诊即可确诊，就不必再做指诊检查。必要时可用奥布卡因凝胶涂敷肛裂表面，待表面麻醉5分钟后再作指诊。触诊时要注意肛裂基底部有无皮下瘘和内口。

4. 为什么说直肠指诊是肛肠科医师的"指眼"？

直肠指诊是临床常用的一种既简便易行而又最有效的检查方法，不能省略，是肛肠科医师的"指眼"。直肠指诊不需任何辅助设备，简单易行，是诊断肛门直肠疾病简单而重要的常规检查方法。主要用于检查直肠下部、肛管、肛周病变。许多肛管直肠疾病仅靠指诊即可早期发现，特别是对发现早期直肠癌有重要价值。除了患炎性外痔、肛管溃疡和内痔脱出绞窄嵌顿等禁忌做直肠指诊外，在一般的肛肠病检查中，必须做直肠指诊。约 80% 的直肠癌可在指诊时被发现。值得注意的是直肠癌的漏诊者中，85% 的病例往往由于未及时做指诊检查而造成，甚至因此丧失手术时机，这是值得注意的。

此外，直肠指诊还可发现直肠内各种占位性病变，触及肛乳头状瘤、肥大的肛乳头、直肠息肉、直肠前突，了解肛管直肠环的功能，肛门括约肌的状况，有无肛管直肠狭窄、栉膜带有无增厚、肛隐窝有无加深性陷凹（往往是肛瘘内口的位置）、痔中心动脉搏动的情况等。肛外触诊则可触知脓肿大小、肛瘘走行的方向以及索条状肿物增粗的情况，有无压痛等。

必须指出，直肠指诊是不能摸到内痔的，除非内痔已出现明显的纤维化，那是少数的例外。内痔的存在与否主要依靠肛门镜检查。

5. 肛裂肛门镜检查怎么做？

可先用 1% 利多卡因或 3% 地卡因涂敷肛裂表面，5 分钟后做肛门镜检查，检查时应注意肛裂上方齿线处有无肥大乳头、内痔及息肉等，如有皮下瘘，术前还应做探针检查。

6. 肛裂必要时需指诊检查，指诊过程中应注意哪些？

肛裂在必须指诊时要使用一定的麻醉剂，先将手指轻轻伸进肛内确认有无狭窄和痉挛存在，初期肛裂指诊可在肛管内触及疼痛明显的纵行裂口，裂口柔软，富于弹性，触痛明显，后期肛裂可摸到肛裂的边缘隆起肥厚、坚硬、无弹性，肛门内括约肌下端痉挛增厚，肛管紧缩，并常能触及肛乳头肥大，有时可触及皮下瘘管，或少量脓性分泌物。

7. 肛裂患者血常规检查是否有必要？

人的血液在身体中发挥着不可替代的作用，如同汽车的汽油一样，离开了血液也就没有办法运转。血液的健康程度，自然也就影响到了一个人的健康状况。因为痔疮、肛裂反复便血，经久未愈，最后导致继发性贫血，影响正常工作和生活。从这个角度来看，此项目作为一项针对血液的常规检查，也是必不可少的，至少能够帮助判断贫血的严重程度。

8.肛裂患者实验室检查结果如何？

肛裂患者血常规一般正常，但在肛裂合并感染时，血白细胞计数超过 10×10^9/L，中性粒细胞大于 80%，尿常规一般正常。粪便常规检查可见有血便，如取样不沾染鲜血的粪便，则镜检可正常。

9.肛裂患者为什么要做便潜血检查？

粪便潜血试验又称便隐血检查，是用来检查粪便中隐匿的红细胞或血红蛋白、转铁蛋白的一项实验。这对检查消化道出血是一项非常有用的诊断指标。大便潜血试验阳性主要反映可能有上消化道出血，大便潜血检查是怀疑有胃十二指肠、小肠、大肠出血，主要是肿瘤引起的。

10. 什么是癌胚抗原?

癌胚抗原（CEA）主要存在于胎儿消化道上皮组织、胰脏和肝脏。正常成人血清中 CEA 含量极低，而失去极性的癌细胞分泌 CEA 进入血液和淋巴，导致血中 CEA 水平增高。

CEA 并非一种癌的特异性抗原，而是癌的一种相关抗原，缺少特异性，不能作为肿瘤的筛选指标，而是用于肿瘤患者监测、疗效的判断指标，不是恶性肿瘤的特异性标志，在诊断上只有辅助价值。此外，血清 CEA 水平与大肠癌的分期有明确关系，越晚期的病变，CEA 浓度越高。

11. 肛裂患者为什么要做肠镜检查?

肛裂患者除了肛门视诊、直肠指诊外，还应行纤维结肠镜检查。对于便血、炎症性肠病等患者，经直肠、乙状结肠镜检查，病变尚未确定者，或发现病变但不能定性者，一定要做纤维结肠镜检查，排除肠道肿瘤性病变，明确病变的性质。

12. 肛裂患者有没有必要做肠镜检查？

肛裂是发生于齿状线以下肛管皮肤上的放射状纵行裂口或溃疡。一般通过临床症状配合肛门视诊，基本上可以确诊。但是对于长期反复发作不能愈合的肛裂可以进行肠镜检查，以排除结直肠癌和炎症性肠病等病变，必要时还可以取活检做病理检查。

13. 肛裂患者为什么要做气钡双重造影检查？

气钡双重造影比单对比的普通钡灌肠有更好的诊断效果，不仅痛苦小，而且诊断准确率高，可明确显示大肠的细小病变，如小息肉、早期癌变、小溃疡等，溃疡性结肠炎、Crohn病和结肠壁的浸润性病变等。

14. 肛裂患者为什么要做排粪造影检查？

肛裂患者多与便秘有关。排粪造影检查是在便秘患者排便时对其直肠肛管部做静态和动态检查的方法，可对功能性便秘，特别对出口梗阻性便秘的诊治提供可靠依据。它能显

示该部的器质性病变和功能性异常。由于是当该部发挥功能
（排便动作）时才能显示功能性异常，故它比普通钡灌肠、临
床、内镜检查更敏感可靠，能为便秘的诊治提供可靠依据。
便秘患者最好均做一下此检查，以明确诊断。

15. 肛裂患者为什么要做结肠传输试验检查？

结肠传输试验又称结肠转运功能检查，主要用于诊断慢
传输型便秘。慢性便秘患者，如排粪造影检查正常，必须做
此检查。

16. 肛裂患者为什么要做肛门直肠压力测定？

肛管压力测定是利用压力测定探头置入肛管直肠内，令
肛门收缩与放松，以检查肛门内外括约肌、肛管、直肠、盆
底等功能与协调情况。通过在静息及收缩状态下测定肛裂患
者的肛管压力，可了解肛裂患者肛门内、外括约肌的功能状
态，为治疗提供帮助。

急性肛裂患者由于肛门内括约肌的过度活跃，肛管静
息压力比正常人显著升高。在慢性肛裂患者中有肛管静
息压升高和肛管静息压正常甚至低于正常值，肛裂者为

$127.5 \pm 42.2kPa$，正常者为 $86.3 \pm 34kPa$，同时肛管收缩波有明显增强。

17. 肛门直肠压力测定对肛裂的诊疗有什么临床意义？

肛裂属于直肠肛管周围的刺激性病变，在持续的局部炎症和肛裂疼痛刺激下，肛门内括约肌会出现痉挛，导致肛管收缩，肛管静息压升高。通过肛门直肠压力测定可以获得静息或收缩状态下的肛管压力，了解肛门内、外括约肌的功能状态，既可以协助肛裂的临床诊断，又能为治疗方案的制定提供帮助。同时肛门直肠压力测定可对肛裂患者的术前病情及手术前、后肛门括约肌的功能评价提供客观指标，为临床疗效的判定提供了依据。

18. 肛裂患者为什么要做超声检查？

超声检查可及早发现有无结、直肠新生物，病变侵犯肠壁的深度、大小、范围、性质或其他炎症性病变。并对肠内、外的腹部盆腔肿块进行鉴别诊断。发现肛周脓肿侵犯的深度、大小和范围。

19. 肛裂患者为什么要做 CT 检查？

虽然钡灌肠造影和纤维结肠镜是肛肠病的首选检查方法，但 CT 在某些方面有其独特的价值。CT 不仅能显示管腔内病变，更重要的是可直接看到肠壁及其附近的组织和器官有无病变，如结直肠肿瘤、直肠海绵状血管瘤等。CT 对结肠癌的检查，其敏感性达到 100%，准确性为 93%。CT 对复发性直肠乙状结肠癌尤其是直肠癌也很敏感、准确。

20. 肛裂患者需要做磁共振检查吗？有这个必要吗？

一般情况下，肛肠科做磁共振检查主要是用于判断肿瘤良恶性、有无转移、肛周脓肿或肛瘘的大小、位置、深浅等，肛裂不需要做磁共振检查。但如果病情反复发作，出血、疼痛逐渐加重，这可能不单单是痔疮引起的，有可能是肠道其他病变引起的，建议做磁共振以明确诊断，再决定治疗方案，切忌盲目治疗。

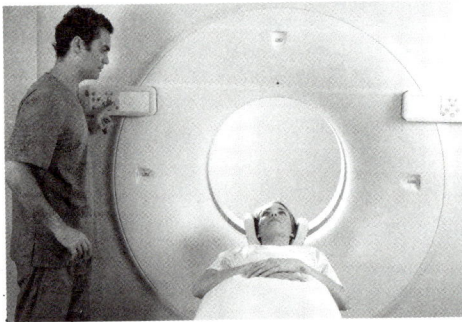

21. 有了肛裂症状在家如何做自我检查?

有了肛裂的症状首先要自我检查,可以利用手机拍照功能,或者用一面小镜子自行视诊,观察包括出血的颜色、出血的方式、肛门口有无裂口,有无肿物脱出、软硬程度等等,先有一个大概的自我判断,就诊时能抓住重点,能够比较准确地描述症状,有利于医生进行初步判断和确定进一步的检查和诊断。

22. 肛裂患者手术前应完善哪些检查?

肛裂患者术前完善相关检查:如血常规+血型(ABO、RH)、便常规、凝血系列、肝肾功能、电解质、血糖、血脂、感染性疾病检查、十二导联心电图(必要时可查 24 小时动态心电图)、正侧位胸部 X 光片、腹部 B 超等,排除手术禁忌证后再考虑行手术治疗。

23. 在行肛门镜检查时如何区分肛裂分期?

肛裂患者在必须进行肛门镜检查时需使用一定量的麻醉

剂。初期肛裂的裂口边缘整齐，底色红，后期肛裂的裂口边缘不整齐，底深，呈灰白色，溃疡上端的肛窦呈深红色，并可见到肛乳头肥大。

24. 为什么肛管后正中形成的肛裂不易愈合？

①受耻骨直肠肌的影响，直肠末端的生理曲度是由后方向前弯曲至肛门，排便时后方所受的压力比较大；②肛管后正中线血管网分布稀疏，血液循环差；③肛门外括约肌浅层起于尾骨，向前至肛门后正中线分为左右两束包绕肛管，于肛管前正中汇合，而肛提肌也主要附着于肛管的两侧，前、后正中位置肌肉薄弱，弹性差，如果受暴力牵拉，容易出现损伤。因此，由于解剖因素的原因，肛管后正中形成的肛裂不易愈合。

25. 检查和治疗肛肠病常选择哪种体位？

检查和治疗肛肠病，应根据患者身体状况、年龄、疾病性质和不同的具体要求而采取不同的体位，常用的有：

体位应根据检查和手术操作需要及患者身体状况而定。常见体位有以下几种。

（1）侧卧位：是常用的检查和治疗体位，对患者和检查者都比较方便，特别适合于病重、年老体弱、下肢活动不便、纤维结肠镜检查者或女性患者。一般取左侧卧位，臀部靠近床边，两腿向腹部屈曲，左侧腿稍伸，头部略前屈，身体呈蜷曲状，使臀部充分突出暴露肛门。适用于检查、换药和简单手术，患者颇为舒适。

（2）膝胸位：是最常用的检查、换药体位。患者双膝跪于检查床上，肘关节和胸部紧贴床，头部着床并转向一侧，腰部放松，抬高臀部。适用于直肠指诊、肛镜、乙状结肠镜检查及术后换药。但长时间检查，患者不能耐受，故病重、年老或体弱者不宜使用。

（3）截石位：是肛门手术最常用的体位。患者仰卧于手术台边缘，双腿抬起分开放于支架上，臀部移至手术台边使肛门和臀部充分突出和暴露。适用于手术，不作为检查体位。

（4）折刀位（倒置位）：患者俯卧于手术台上，髋关节弯曲于床端，两大腿下垂，两膝跪在横板上，降低床头，使臀部垫高，头部位置稍低。用宽胶布贴在肛门两侧，另一端固定在手台术边，将臀部向两侧拉开，充分暴露肛门。这种体位适用于肛门直肠检查、骶尾部及肛门部手术，但上下台不方便。

（5）蹲位：患者下蹲，向下努力增大腹压，作大便状，尽量使肛门外挺。这种体位适合于直肠脱垂，特别是小儿直肠脱垂，有蒂息肉脱出，晚期内痔脱肛的直视检查，及高位直肠肿瘤的检查。这种体位可使高位息肉肿瘤等病变下降而触到，有其优点。

（6）俯卧位：患者俯卧于手术台上，将枕头或其他物品垫在髂前上方，使臀位垫高，两腿下垂分开，头部和双下肢较低，肛门暴露充分。双手放在颌下，或双臂放于头前。用两条宽胶布贴在肛门两侧，将臀部向两侧拉开，从而更加充分暴露肛门。这种体位适用于体弱或手术时间较长者。

（7）弯腰扶椅位（站立躬身位）：患者向前弯腰，双手扶于椅凳上，暴露臀部，医者双手将患者臀部向左右分开，这种体位适合于肛门周围疾病普查，不需特殊设备，简单易行，但暴露不充分。

26. 肛肠病有哪些特殊检查？

除了肛门视诊、直肠指诊、肛门镜、探针等一般检查外，肛肠病还有内窥镜检查、X线检查、超声检查、CT检查、MRI检查、病理检查、实验室检查、肛肠动力学检查、排粪造影检查、结肠传输试验检查、盆底肌电图检查和血液流变学检查等各种特殊检查。现将有价值和常用的特殊检查介绍如下：

（1）纤维结肠镜检查：便血、炎症性肠病等患者，经直肠、乙状结肠镜检查，病变尚未确定者，需做纤维结肠镜检查。经 X 线钡灌肠造影后，疑有病变或发现病变但不能定性者，一定要做纤维结肠镜检查。纤维结肠镜镜身可弯曲、镜头转动角度均较大，因而大大提高了对整个大肠病变尤其是对小息肉等的诊断准确率。

（2）气钡双重造影：比单对比的普通钡灌肠有更好的诊断效果；不仅痛苦小，而且诊断准确率高；可明确显示大肠的细小病变，如小息肉、早期癌变、小溃疡等，溃疡性结肠炎、Crohn 病和结肠壁的浸润性病变等。

（3）排粪造影检查：是在患者排便时对其直肠肛管部作静态和动态检查的方法能对功能性便秘，特别对出口梗阻性便秘的诊治提供可靠依据。它能显示该部的器质性病变和功能性异常。由于当该部发挥功能（排便动作）时才能显示功能性异常，故它比普通钡灌肠、临床、内镜检查更敏感可靠，能为便秘的诊治提供可靠依据。便秘患者最好均做一下此检查，以明确诊断。

（4）结肠传输试验：又称结肠转运功能检查，主要用于诊断慢传输型便秘。慢性便秘患者，如排粪造影检查正常，必须做此检查。

（5）超声检查：可及早发现有无结、直肠新生物，病变侵犯肠壁的深度、大小、范围、性质或其他炎症性病变。并对肠内、外的腹部盆腔肿块进行鉴别诊断。发现肛周脓肿侵犯的深度、大小和范围。

（6）CT检查：虽然钡灌肠造影和纤维结肠镜是肛肠病的首选检查方法，但CT在某些方面有其独特的价值。CT不仅能显示管腔内病变，更重要的是可直接看到肠壁及其附近的组织和器官。CT对结肠癌的检查，其敏感性达到100%，准确性为93%。CT对复发性直肠及乙状结肠癌尤其是直肠癌也很敏感、准确。

【专家忠告】

肛裂检查一定要轻柔，最好在检查前采取止痛措施，比如含有浸润麻醉止痛作用的乳膏剂药品，起到减轻痛苦和润滑的作用。有条件的医院可以给患者做直肠肛管压力测定检查，通过肛管压力的数值，判断肛裂的程度，给术者提供准确的理论指导，使患者术后肛门功能恢复到最佳状态。

如出现肛门周期性剧烈疼痛，即排便时阵发性刀割样疼痛，便后数分钟后缓解，随后又持续性肛门疼痛；伴有习惯性便秘，便时出血、疼痛等肛裂相关症状，请及时到正规医院肛肠科就诊，不要因为害羞和恐惧的心理，延误诊断而失去早期治疗的机会，发展成慢性肛裂给治疗恢复带来困难。接受肛裂的检查和治疗一定要及时，经验丰富的肛肠科医师在进行相关检查，如视诊、指诊或肛门镜检查等之后，就可做出明确诊断，然后根据病情的程度，决定治疗的方式。如陈旧性肛裂在保守治疗效果不佳，需手术治疗，在术前需进行一系列相关检查及术前准备。

第三部分

诊断——快速诊断不耽误

1. 肛裂怎样才能确诊？

局部检查发现肛管后正中或前正中部位的肛裂"三联征"（肛裂、前哨痔、肛乳头肥大），则诊断明确。急性肛裂可见裂口边缘整齐，创面浅，呈红色并有弹性，无瘢痕形成。慢性肛裂因反复发作，边缘变硬纤维化，创面深而不整齐，肉芽灰白。裂口下端皮肤因炎症、水肿及静脉、淋巴回流受阻，形成袋状皮赘向下突出于肛门外，称"前哨痔"或"哨兵痔"。裂口上端的肛门瓣和肛乳头水肿，形成肥大肛乳头。

（1）症状

1）肛门部排便时及排便后的剧烈疼痛，或伴有少量鲜血，是肛裂的典型症状。

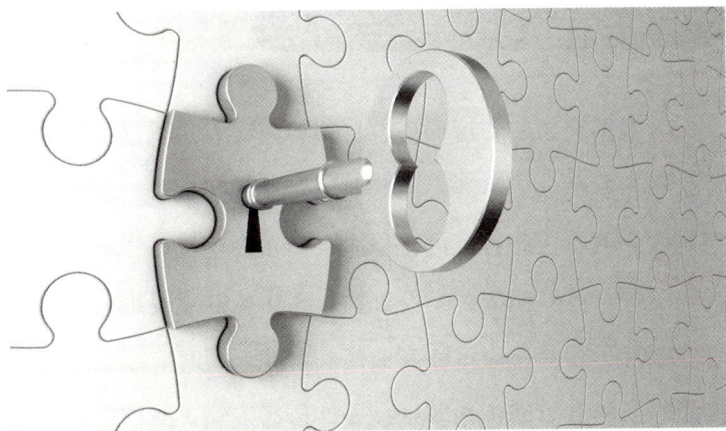

2）慢性便秘是诱发因素。

3）肛裂三联征是检查时的重要表现，即慢性肛裂、前哨痔、肥大肛乳头。

急性期可见肛裂裂口处呈卵圆形，界限清楚，裂口基底部呈深红色；慢性期裂口边缘不规则，界限不清，裂口深，呈灰白色或深红色。

因肛裂患者检查时，疼痛明显，故明确诊断后，一般不再行直肠指诊或肛门镜等器械检查。若必须检查时，应在局部麻醉后再进一步处理，这样可避免或减轻肛门部检查给患者带来的痛苦。

（2）体征：肛管皮肤全层裂开，形成梭形溃疡，有些可见肛乳头肥大、裂痔、皮下瘘、肛隐窝加大加深。

2. 肛裂诊断及检查时有哪些注意事项？

可根据典型的临床病史、肛门检查时发现的肛裂"三联征"做出诊断。当诊断不明确时可行肛门镜检查，但对急性期病变一般不主张行肛门镜检查，需在疼痛显著缓解或麻醉情况下进行。对侧方多发性肛裂、无痛性肛裂及难愈性肛裂可在麻醉下行活检以排除其他疾病可能，同时应注意与其他疾病引起的肛管溃疡相鉴别，如性传播疾病、结核、克罗恩病及鳞状细胞癌等。

3. 如何确定自己得肛裂？

肛裂是肛管皮肤裂伤后形成的溃疡，多由便秘诱发，以肛门疼痛、出血、肛门瘙痒为主要症状。每当肛门有毛病，人们首先想到的都是"我会不会得了痔疮"。很多肛裂出血的人就是如此，因为不了解这种疾病，疑惑和担心也就与日俱增，多虑的人甚至想到了这是肠癌的先兆。实际上，肛裂和痔疮、肠癌的区别十分明显。

肛裂与痔疮的出血均呈鲜红色，但各有明显的特征，前者是量少而伴有疼痛，一般是手纸染血，最多只有几滴；后者是量多而无痛，出血可能会超过十滴甚至喷血。而肠癌患者大便出血常为暗红色，混有黏液或脓血，且大便习惯会明显改变，大便的次数增多，还伴有里急后重的感觉。另外，三者发病患者人群也不尽相同，痔疮和肛裂可能发生在任何年龄的人身上，而肠癌的患者则多是中年人或老年人。

4. 肛裂有哪几种？

本病的分类国内外尚未统一，临床常用的有 2 期分类法和 3 期分类法。

（1）2 期分类法

1）早期肛裂（急性期）：裂口新鲜，未形成慢性溃疡，疼痛较轻。

2）陈旧性肛裂（慢性期）：裂口已形成慢性溃疡，同时伴有肛乳头肥大、皮赘等，疼痛明显。

（2）3 期分类法

1）Ⅰ期肛裂：肛管皮肤浅表纵裂，创缘整齐、鲜嫩。触痛明显，创面富有弹性。

2）Ⅱ期肛裂：有反复发作史。创缘有不规则增厚，弹性差。溃疡基底紫红色或有脓性分泌物，周围黏膜充血明显。

3）Ⅲ期肛裂：溃疡边缘发硬，基底紫红有脓性分泌物，上端邻近肛窦处肛乳头肥大，创缘下端有裂痔，或有皮下瘘道形成。

5. 肛裂经常和哪些疾病混淆？

（1）肛门皲裂：由于受肛门湿疹、皮炎、肛门瘙痒等疾病的影响，肛门周围皮肤皮革化发生导致肛门皲裂。其裂口可发生于肛管的任何位置，常为多发，裂口表浅，仅局限于皮下，疼痛轻，出血少，瘙痒症状明显，冬春季加重，夏季较轻。无前哨痔和肛乳头肥大等并发症。

（2）肛管结核性溃疡：常有结核病史，疼痛不明显，出血量极少，溃疡常位于肛管下段侧面，形状不规则，边缘不整齐，有潜行，底部呈暗灰色并可见干酪样坏死组织，无前哨痔。有白色黏液状脓性分泌物，量较多，分泌物培养可发现结核杆菌，组织活检可明确诊断。

（3）肛门皮肤癌：溃疡形态不规则，表面凹凸不平，边缘隆起，质硬，并有奇臭味和持续疼痛，病理切片可见癌细胞。

（4）克罗恩病：并发肛门周围脓肿、肛瘘、肛裂、肛门溃疡和皮赘等肛周疾患，而以并发肛裂的概率最多，近50%。肛裂新鲜者可见裂口整齐，深浅不一，多为一个或两个裂口，出鲜血甚或点滴而出。慢性者多呈溃疡面，有少量分泌物，裂口灰白色，有增生组织，质韧。此期肛裂，可见肛裂"三联征"（肛裂、前哨痔、肛乳头肥大）。

（5）溃疡性结肠炎：所致肛裂裂口一般较浅，多见于肛门两侧，常并发肛门周围炎、肛瘘和内痔。患者以脓血便、腹泻、里急后重和左下腹疼痛为主要症状。

（6）肛门部下疳：不洁性行为可引起肛门部皮肤溃疡，称为"下疳"。下疳有硬性下疳和软性下疳两种。硬性下疳为梅毒性溃疡，梭形，位于肛门一侧。溃疡边缘硬韧突出呈杨梅色，触诊不甚疼痛，有少许脓性分泌物。腹股沟淋巴结肿大，有时化脓。梅毒血清试验为阳性。软性下疳为一独立的性病。溃疡梭形，柔软，边缘锐利，脓性分泌物较多。此种溃疡疼痛较重，腹股沟淋巴结肿大，下疳患者均有不正当性行为史。

（7）肛管皮肤擦伤：常有明显外伤史，裂口可发生在肛门前后、左右任何部位，裂口浅表，边缘平整，病程短，可在一周内自愈。

6. 什么是肛裂三联征?

肛裂三联征是指肛裂日久所导致的肛乳头肥大或肛乳头瘤、哨兵痔和陈旧性肛裂三者同时存在的情况。而肛裂三联征又是三期肛裂的典型表现。

7. 肛裂是如何分期的?

肛裂的分类方法很多，目前国内外尚无统一方法。2002年在厦门经全国肛肠学会常务理事讨论通过并公布实施三期分型法。

（1）分期

Ⅰ期肛裂：肛管皮肤浅表纵裂溃疡、创缘整齐，基底新鲜色红，触痛明显，创面富于弹性。

Ⅱ期肛裂：有肛裂反复发作史，创缘不规则、增厚、弹性差，溃疡基底部紫红色或有分泌物。

Ⅲ期肛裂：溃疡边缘发硬、基底色紫红、有脓性分泌物。上端邻近肛窦处肛乳头肥大，创缘下端有哨兵痔，或有皮下瘘管形成。

（2）分型

风热肠燥证：大便秘结、二三日一行，便时滴血或手纸染血、肛门疼痛、腹部胀满、溲数便黄、裂口色红，舌质偏红苔黄燥，脉弦数。

湿热蕴结证：大便秘结或不爽、便后肛门呈周期性疼痛，时带鲜血，肛门坠胀、裂口溃疡呈梭形，伴有潜行瘘道，时流黄水，舌苔黄腻、脉数。

血虚肠燥证：大便燥结、便后肛门绵绵作痛、出血量少色淡、面色萎黄、裂口灰白、边缘不整齐，肛门前后有前哨痔及肥大肛乳头，舌淡苔薄略燥，脉细无力。

目前，两期分类法已为肛肠医师广泛接受，并指导着临床工作。

新鲜肛裂又叫早期肛裂。其特点是病程短、裂口新鲜，尚未形成慢性溃疡，无哨兵痔，疼痛较轻。

陈旧性肛裂又称晚期肛裂。其特点是肛管溃疡形成，伴有哨兵痔、肛乳头肥大、栉膜带增生，有周期性肛门疼痛。

8. 如何知道自己患的是肛裂而不是其他肛肠疾病？

先根据排便时的疼痛、出血及粪便干结的病史可做出初步诊断。肛裂是肛门病中较疼痛的一种，如果大便时，粪便刚经过肛门口，即感到烧灼样或刀割样剧烈疼痛，同时伴有粪便表面有鲜红的血液或肛门滴血，排便后疼痛稍有缓解，接着产生持续的难以忍受的剧痛，长达数小时，甚至更长时间。然后进行肛门视诊检查，用两手指向两侧牵拉肛缘，如见到肛管皮肤全层裂开形成裂口，即可诊断为肛裂。如果出现这些表现，那么您极有可能患了肛裂。

9. 如何诊断肛裂？检查时应注意哪些问题？

肛裂的临床表现主要有疼痛、出血、便秘三大症状，根据典型的临床病史、肛门检查时发现的肛裂"三联征"不难作出诊断。当诊断不明确时可行肛门镜检查，对急性期病变一般不主张行肛门镜检查，需在疼痛显著缓解或麻醉情况下

进行。对侧方多发性肛裂、无痛性肛裂
及难愈性肛裂可在麻醉下行活检以排除
其他疾病可能，应注意与其他疾病引起
的肛管溃疡相鉴别，如结核性溃疡、梅
毒溃疡、软下疳、克罗恩病和鳞状细胞
癌等。

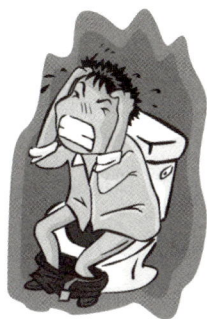

10. 痔疮出血有什么特点？

外痔出血少见，偶有血栓性外痔皮肤破溃时会出血，可
见明确的出血点。痔疮出血多为内痔出血，内痔黏膜易于发
炎、碎裂，因而容易为粪便擦伤，引起出血。内痔出血颜色
鲜红，不夹杂粪便和肠黏液。因为齿状线上由自主神经支配，
所以内痔出血一般无疼痛。内痔出血有三种情况：①手纸染
血；②滴血；③喷射状出血；手纸染血程度较轻，滴血较重，
喷射状出血程度更重。不要小看痔疮出血，如果连续出血一
周以上就有可能会造成失血性贫血，所以必须及时治疗。如
果服用活血药、抗凝药等，会诱发或加重痔疮出血。

11. 肛裂出血有什么特点？

肛裂出血的特点一般就是肛裂患者常有剧烈的撕裂样肛门疼痛。所以，当有因排便引起的周期性剧烈肛门疼痛伴便血时，出血量少，手纸染血，应考虑有肛裂，所以要看患者疼得是不是很严重了。

12. 痔疮应与哪些疾病相鉴别？

痔疮应与直肠癌、直肠息肉和直肠脱垂等相鉴别。

直肠癌：临床上常将下端直肠癌误诊为痔疮，延误治疗，甚至危及生命。误诊的主要原因是仅凭症状诊断，未进行直肠指诊及肛门镜检查，因此在痔疮诊断中一定要做以上两种检查，对于直肠癌要注意的是内痔和环形痔可与直肠癌同时并存，绝不能看到有内痔或环形痔就满足于痔疮的诊断而盲目进行痔疮的治疗，直至患者症状加重才进行直肠指诊或其他检查而明确诊断，这种误诊、误治的惨痛经验教训在临床上并非少见，值得重视。

直肠息肉：低位带蒂的直肠息肉若脱出肛门外有时误诊为痔疮脱垂，但息肉多见于儿童，为圆形，实质性，有蒂，可活动。

直肠脱垂：中医又称"脱肛"。有时误诊为环形痔，但直肠脱垂黏膜呈同心圆或倒塔形，黏膜之间没有界限，表面平滑，直肠指诊时肛门括约肌松弛。环形痔的黏膜呈梅花瓣状，括约肌不松弛。

13. 痔疮和肛裂有什么区别？

肛裂是由于大便干燥导致肛管皮肤损伤、肛管溃疡、难以愈合。而痔疮则是由于肛垫的病理性肥大、移位而形成的便血或脱出。

相同点：两者均可便血，颜色鲜红。肛裂便血伴有肛门剧痛，而痔疮便血一般无疼痛，混合痔便血伴有外痔炎症或血栓形成时也会有疼痛。肛裂多数伴有哨兵痔，特别是三期肛裂，都伴有外痔，同时伴有内痔。三期肛裂与痔疮的肛门外观表现多相同。

不同点：①肛裂以疼痛为主，痔疮以出血为主，只有内痔嵌顿、外痔发炎肿胀时痔疮才会剧痛；②肛裂均可见肛管皮肤裂开，而痔疮则无，肛门视诊时，肛裂患者可见到肛门口皮肤有一裂口即可确定，肛裂者多不可行肛门指诊，或者窥器检查；③肛裂多伴有肛乳头肥大、肛乳头瘤，而痔疮则不伴有肛乳头肥大或乳头瘤；④肛裂者，肛门外观可见狭窄，而痔疮患者则多见内痔脱出、外翻。

14. 内痔出血与肠道出血怎么区别？

内痔发生于肛门部位的齿状线之上，因而排便时即可出血，且血色鲜红。而肠道出血是由于感染或其他原因引起的炎症所致，血中常伴有其他分泌物，且血色紫暗。内痔所致便血，血在粪便表面，时有滴沥，或喷射而出。而肠道炎症，则粪便与分泌物、紫暗血液相混杂。内痔出血较多时，可继发贫血，而肠道炎症引起的便血一般短期内不会引起贫血，但其常伴有肠道炎症的固有症状。在临床中不难区分此两者。

15. 如何区分直肠癌、痔疮与肛裂？

痔疮和肛裂可能发生在任何年龄的人身上，而直肠癌的患者多是中年人或老年人。

痔疮和肛裂患者的大便有血，这是因排便时擦伤患处，血液多数是随着大便排出后滴下来，因此与粪便不相混合，更没有黏液存在。而直肠癌患者的大便则常混有血液、黏液和脓液，而且大便的习惯会明显改变。大便的次数增多，还伴有里急后重的感觉。

用手指伸入肛门内检查是一种最有效的方法。因为大部分的痔疮、肛裂和直肠癌都是发生于手指可以触及的部位。如果用手指由肛门伸入触之，感到内部有一些凸起的小粒则为痔疮；感到有裂痕者则为肛裂；如果感到肠内有菜花硬块或边缘隆起中央凹陷的溃疡，并发现肠腔狭窄仅能容纳一个手指，检查后，指套上沾有血液、脓液和黏液者，则极可能患上了直肠癌，应该快速求诊，以免错失治疗的大好良机。

16. 什么是肛门皲裂？

肛门皲裂是由于受肛门湿疹、皮炎、肛门瘙痒等的影响，肛门周围皮肤皮革化发生导致肛门皲裂。其裂口多发生于肛管的任何位置，常为多发，裂口表浅，仅局限于皮下，疼痛轻，出血少，瘙痒症状明显，冬春季加重，夏季较轻。无哨兵痔和肛乳头肥大等并发症。

17. 肛裂和肛门皲裂有什么区别？

肛门皲裂是最易与肛裂相混淆的一种病。皲裂是发生在肛腺和肛管处皮肤的浅表开裂，裂口可发生在肛管的任何部位，多浅表，局限于皮下，不涉及肌层，且裂口几处同时存在，不用牵开肛门即可见到。此表现多发生于肛门皮肤病，譬如湿疹、皮炎及肛门瘙痒症等。排便时虽有疼痛，但没有持续性痉挛性剧痛，可有手纸染血，局部常可见到丘疹、角质化和增生等皮肤病变。而肛裂多 1～2 个裂口，在肛管处正前方或正后方发生，持续性剧痛，常可深达肌层。

在治疗方面，肛门皲裂多由皮肤病引起，故以外用药物治疗为主，而肛裂则以手术治疗为主。

18. 肛裂与肛管损伤有何不同?

肛裂特别是急性肛裂与肛管损伤在诊断上有一定难度。此二者裂口均新鲜，常伴有鲜血点滴，都常见于大便干燥，用力排便后。但肛裂多持续性便秘，排便困难，裂口疼痛，呈恶性循环式加重。而肛管损伤则是一过性，偶然现象，其自愈性极明显。

此外，肛裂多表现在肛门本身及其肛门的排泄功能方面；而肛管损伤，则除了大便秘结外，还有外力作用及其他情况导致的肛管损伤，具有非常明确的外部原因，譬如，肛门窥器使用时用力过猛等，均可致肛管损伤。

19. 肛裂合并前哨痔与血栓外痔有何不同?

肛裂合并前哨痔时需与血栓性外痔相鉴别。肛裂合并前哨痔是由于肛管下端皮肤因炎症、水肿及静脉、淋巴回流受阻，形成袋状皮垂向下形成前哨痔。而血栓性外痔是外痔中最常见的一种，常因便秘、排便、咳嗽、用力过猛或激烈运动后，肛缘静脉破裂，血液在肛缘皮下形成圆形或卵圆形的血块。血块大小可由几毫米至几厘米。主要临床症状：患者突然感觉肛缘出现一肿块，伴有剧痛，行走不便，坐立不安，疼痛在48小时内最严重，数日肿块变软，逐渐消失。检查：早期在肛缘皮肤表面可见一暗紫色圆形硬结，界限清晰，较硬，有触痛。血块可破溃自行排出，伤口自愈或形成脓肿或肛瘘。

20. 肛裂与肛管结核性溃疡有何不同?

肛管结核性溃疡常有结核病史，疼痛不明显，出血量极少，溃疡常位于肛管下段侧面，形状不规则，边缘不整齐，有潜行，底部呈暗灰色并可见干酪样坏死组织，无哨兵痔。有白色黏液的脓性分泌物，量较多，分泌物培养可发现结核杆菌，组织活检可明确诊断。

21. 肛裂与肛门皮肤癌有何不同?

肛裂溃疡与多肛管纵轴平行,底深色灰白,裂口边缘不整齐,有肛乳头肥大和前哨痔形成;而肛门皮肤癌溃疡形态不规则,表面凹凸不平,边缘隆起,质硬,并有奇臭味和持续疼痛,病理切片可见癌细胞。

22. 肛裂与克罗恩病有何不同?

克罗恩病常并发于肛门周围脓肿、肛瘘、肛裂、肛门溃疡和皮赘等肛门周围的疾患,而以并发肛裂的概率最多,近达 50%。肛裂新鲜者可见裂口整齐,深浅不一,多为一个或二个裂口,出鲜血甚或点滴而出。慢性者多呈溃疡面,有少量分泌物,裂口灰白色,有增生组织,质韧。而此期肛裂可见肛裂三联征(肛乳头肥大、肛裂、哨兵痔)。

23. 肛裂与溃疡性结肠炎有何不同?

溃疡性结肠炎所致肛裂裂口一般较浅,多见于肛门两侧,常并发肛门周围炎、肛瘘和内痔。患者以脓血便、腹泻、里急后重和左下腹疼痛为主要症状。

24. 肛裂与肛门部下疳有何不同？

肛裂与肛门部下疳临床上极易混淆，应注意鉴别。肛裂溃疡位于肛管前、后位，触诊疼痛剧烈，无腹股沟淋巴结肿大及不正当性行为接触史。

而肛门部下疳是一种性传播性疾病。不洁性行为可引起肛门部皮肤溃疡，称为"下疳"。下疳有硬性下疳和软性下疳两种。硬性下疳为梅毒性溃疡。梭形，位于肛门一侧。溃疡边缘硬韧突出呈杨梅色，触诊不甚疼痛，有少许脓性分泌物。腹股沟淋巴结肿大，有时化脓。梅毒血清试验为阳性。软性下疳为一独立的性病。溃疡梭形，柔软，边缘锐利，脓性分泌物较多。此种溃疡疼痛较著，腹股沟淋巴结肿大，下疳患者均有不正当性行为史。

25. 女性易患肛裂吗？肛门小易患肛裂吗？

这两种说法有一定道理。据统计，在肛裂的患者中65%为女性。其原因：第一，从解剖学上看，女性前侧的肛门括约肌较男性薄弱，易撕裂。第二，女性阴部容易受炎症侵袭，导致组织变脆，肛门括约肌痉挛而撕裂肛管皮肤。第三，女性在妊娠期腹压大，肛门局部血液循环因腹压大而较差，或生育时常常用力过度，容易撕裂肛管会阴部位，引起疼痛和出血，产生肛裂。第四，未婚青年女性，尤其是月经期容易加重，这与青年女性在月经期不注意休息和卫生，易引起肛门局部炎症导致肛裂有关。此外，个别女性相对挑食，大便没有规律，多数有便秘病史也容易发生肛裂。因此，对于女性来说要注意经期卫生和大便通畅。

至于肛门小易患肛裂的说法，是一些专家在探讨肛裂的发病学说时提出先天性肛门狭小之人，遇粪便干硬，在排便时肛管皮肤较常人易受损伤而成为肛裂，我们在临证中也有这方面的发现，即肛门相对较小之人确实比常人易患肛裂。

26. 哪些人易患肛裂?

肛裂的发病，确有一定的规律可循：从年龄上看，老人和儿童少见，青壮年多见，尤以 20～40 岁最为常见，有报道说，肛门裂患者中青壮年占 80% 左右；从性别上看，女性发病高于男性，我们的发病统计结果表明男女之比为 1：1.9；从婚姻状况来看，已婚者发病率高于未婚者；从职业来看，学生发病率相对较高。冬季易患肛裂的人主要是中老年人和孕产妇。之所以如此，我们认为青壮年正是工作最为紧张劳累，家庭负担和精神压力最大的时期，生活经常没规律，容易上火，故肛门裂发病率高。女性肛门部括约肌较男性薄弱，尤其是在婚后生产时容易受伤，故发病率也高。学生由于学习紧张，饮食营养搭配欠佳，饮水量少，肠中干燥而易于便秘，所以也多发肛门裂。

27. 婴幼儿患肛裂后如何能尽早发现？

婴幼儿消化系统发育尚未成熟，再加上部分父母喂养不当，容易出现大便干燥，导致肛裂。同时婴幼儿心智和语言均不成熟，不能够准确表达身体的不适，疾病容易被忽视而耽误治疗。父母作为孩子的监护人，要提高警惕，如果发现孩子大便干燥，粪便或手纸染血，恐惧排便，排便时哭闹，要警惕可能是肛裂，此时要尽早就医，明确诊断，及时治疗。

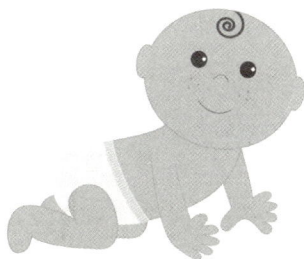

【专家忠告】

通常情况下，肛裂指的单纯的肛管深达括约肌层的纵行溃疡；但在少数其他疾病前提下，也可能出现符合这一特征的情况，如克罗恩病等。这些特殊的"肛裂"治疗难度更高，因此更加需要及时就医与正确诊治。建议一旦出现此类表现，及时正规就医，避免延误病情。

单纯肛裂的诊断并不难，但是肛管疾病常常是多种疾病同时存在，比如肛裂与混合痔或直肠癌等病症同时存在。所以，当出现肛管疾病的症状时，最好能够做一个比较彻底的检查。临床上80%以上的直肠癌都可以通过指诊发现。所以，当患者出现肛裂症状时，尽量在止痛措施下给予指诊、直肠镜、结肠镜等检查，避免合并有其他疾病尤其是直肠癌被漏诊。

第四部分

治疗——科学治疗效果好

1. 肛裂的治疗原则是什么？

肛裂总的治疗原则是纠正便秘、解痉止痛和促进溃疡愈合，但在临床具体应用时，应根据病变轻重程度合理施治，不能一概而论。单纯性肛裂应从调理大便，配合局部熏洗、换药、针灸、封闭、塞药及扩肛等方面着手。而陈旧性肛裂则以手术治疗为主，辅以润肠通便、熏洗坐浴及局部用药。总的来说，治疗时应区别肛裂是在急性期还是在慢性期。急性期肛裂多能自愈或经非手术治疗痊愈，慢性期肛裂在非手术治疗无效时应手术治疗。

按肛裂的性质及并发症选择不同的手术方法：①肛裂切除术；②纵切横缝术；③肛门内括肌部分切断术等。

非手术治疗原则是解除肛门内括约肌痉挛、止痛、帮助排便、中断恶性循环、促使局部创面愈合。原则上，手术治疗主要针对保守治疗无效或顽固性难治愈肛裂。方法：①肛裂口搔刮术；②原位切除术；③侧方括约肌部分切断松解术；④激光治疗。

2. 肛裂能治好吗？

早期肛裂通过口服药物、熏洗坐浴、局部敷药、扩肛等方法治疗，再加上日常保健，是可以治愈的。

肛裂的形成和生活、饮食、排便习惯有关。如果愈合后不注意饮食调节，如经常进食辛辣刺激食物引起大便干燥，没有良好的排便习惯，如排便间隔时间过长，导致大便存留肠道时间久，没有有效地预防便秘，如未积极治疗便秘，还会出现大便干硬、撕裂肛管皮肤，导致肛裂再次复发。所以，日常保健对于肛裂的治疗尤为重要。

3. 得了肛裂一般会如何治疗？

早期肛裂通过非手术治疗多可获得治愈。如外用痔疾洗液坐浴；外涂促创面愈合药膏，促进裂口愈合；硝酸甘油软膏外用，能缓解肛门内括约肌痉挛而止痛；还可以应用扩肛及药物注射治疗。如果药物治疗效果不佳，而且已经发展为陈旧性肛裂，此时最有效的治疗方法则是手术治疗。

4. 得了肛裂不治疗，会自愈吗？

肛裂处于肛门易污染的位置，所以自愈性差。而且很多肛裂患者都伴有便秘，因此前期在外用药物治疗的同时，需要预防便秘。早期肛裂治疗不及时会转变为陈旧性肛裂，如果药物治疗效果不佳，就需要手术治疗。

5. 得了肛裂为什么要尽早治疗？

肛裂的治疗一定要早期及时，早期肛裂一般经内服中药、外用中药祛毒汤等药物熏洗、肛门局部敷药等治疗后，多数能在 2～3 周左右愈合。早期肛裂失治、误治，容易转变为陈旧性肛裂，需要施以手术才能根治。因此，一旦发现患有肛裂，应尽早治疗。

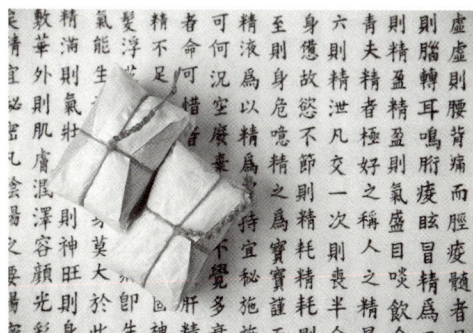

6. 肛裂是否需要手术治疗？

一般来讲，早期肛裂经非手术治疗可以愈合，如便前局部热水坐浴，便后用痔疾洗液坐浴，促使肛门括约肌松弛；裂口涂抹硝酸甘油软膏，促使溃疡愈合；口服杜密克、首荟通便胶囊或麻仁软胶囊等缓泻剂使大便松软润滑；疼痛剧烈者可用普鲁卡因局部封闭或保留灌肠，使肛门括约肌松弛，大便通畅。急性肛裂经上述治疗无效，可采用手术治疗。

7. 什么样的肛裂需要手术治疗？

患者患早期肛裂时，由于没有得到及时有效的治疗，症状加重，如伴发有肛乳头肥大、哨兵痔、皮下瘘等病理性改变，转变为陈旧性肛裂。陈旧性肛裂最有效的治疗方法就是手术。

8. 治疗肛裂有哪些手术方式？

对慢性及急性肛裂经保守治疗无效者，则应选择手术治疗。手术中将陈旧性溃疡面梭形切除，暴露正常组织，使创面逐渐愈合。也可应用可吸收线缝合创面，术后需要无渣饮食控制排便，减少感染概率。如肛门内括约肌痉挛，可切断部分内括约肌缓解疼痛或解除肛门狭窄。同时手术切除哨兵痔和肥大肛乳头。肛裂手术也可以应用侧切术。手术疗法大致有以下几种方法。

切除术：适用于Ⅲ期或慢性肛裂，术后效果好，极少复发。

后方切开术：主要目的是消除内括约肌痉挛。

侧方切开术：主要目的是减少和防止肛门功能不良。

肛管扩张术：主要用于各种原因引起的肛管弹性消失和收缩、肛门括约肌功能不良、器质性狭窄。

"Y-V"肛管成形术：适用于肛管皮肤缺损及明显狭窄的肛裂。

肛门周围皮肤裂治疗：应依据病因病情来选择手术与否。

肛裂并有Ⅰ期内痔：应先做侧方肛门内括约肌切开术，再注射治疗内痔。

其他疗法：如激光、电灼治疗等。

9. 肛裂手术治疗患者在手术前需要做好哪些准备？

（1）心理准备：患者在手术之前，常有恐惧心理和消极不安的情绪，害怕手术中或手术后疼痛，或担心术后每日大便会影响伤口的愈合。凡此种种的原因，会促使患者在手术以前辗转不安，彻夜难眠。因此，患者家属应帮助患者树立起战胜疾病的信心，保持乐观的精神状态。患者本人也应该了解一些有关肛裂的基本知识，真正认识到只有以积极的态度配合医护人员，才有利于手术的顺利进行和术后伤口的愈合。

（2）配合医生及时做好术前各项检查：为手术能顺利进行，避免术中出现一些意外情况，患者应积极配合做一些术前检查，如血、尿、便常规检查；出、凝血时间；血型；心电图、胸片、B超检查；肝功能检查等。原有心、脑血管疾病或肝、肾功能不全的患者，还应做其他一些相关的检查。

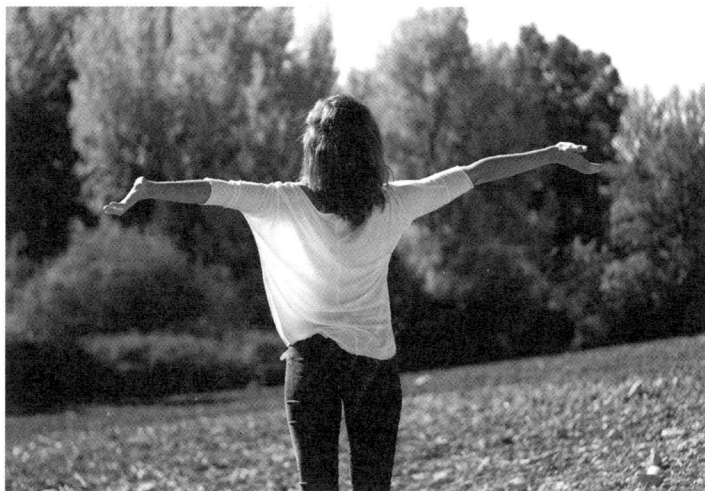

（3）清洁肠道：肛肠疾病的手术伤口，虽属Ⅱ类伤口，也就是污染伤口，但为了减少对伤口的刺激，避免出血、水肿等术后并发症的发生，一般术后2天控制不排大便。因此术前应做清洁灌肠，术后2天内进食无渣、易消化食物。

（4）保证睡眠：术前患者应保证足够的睡眠时间。手术前一天晚上，可用热水泡脚。精神紧张、睡眠困难的患者，可在医生的指导下，服用一些镇静药物。

10. 硫酸镁（立美舒）清洁肠道有何优势？

硫酸镁（立美舒）是肠道清洁药。本品的主要成分为硫酸镁。药理作用为口服后在肠道内形成高渗状态，水分滞留肠腔，食糜容积增大，刺激肠道蠕动促进排便。功效：①用于便秘、肠内异常发酵，亦可与驱虫剂并用；与活性炭合用，可治疗食物或药物中毒。②用于阻塞性黄疸及慢性胆囊炎。③用于惊厥、子痫、尿毒症、破伤风、高血压脑病及急性肾性高血压危象等。④也用于发作频繁而其他方法治疗效果不好的心绞痛患者，对伴有高血压的患者效果较好。⑤外用热敷，消炎去肿。

用法用量：①导泻，每次口服5～20g，一般为清晨空腹服，同时饮100～400mL水，也可用水溶解后服用。②清肠，在内镜检查前 4～6 小时，硫酸镁 40g 稀释后一次性服用，同时饮水约 2000mL。③利胆，每次 2～5g，一日 3 次，饭前或两餐间服；也可服用 33% 溶液，每次 100mL。④抗惊厥、降血压等，肌注 25% 溶液，每次 4～10mL；或将 25% 溶液 10mL 用 5%～10% 葡萄糖注射液稀释成 1% 或 5% 浓度后静滴。⑤治疗心绞痛可将 10% 溶液 10mL 用 5%～10% 葡萄糖注射液 10mL 稀释后缓慢静注，一日 1 次，连用 10 日。

11. 什么是肛裂封闭术？

肛裂封闭术是将长效麻醉药注射于肛裂基底或穴位内，用以缓解肛裂疼痛与肛门括约肌痉挛，使排便通畅，促使裂口愈合。

（1）原理：以长效局麻药缓解肛门括约肌痉挛，肛门松弛无痛，以利排便。

（2）特点：止痛解痉迅速，立即解除患者窘迫情绪。

（3）适应证：适用于肛裂痉挛性疼痛引起的排便梗阻。

12. 什么是肛裂切除术？

麻醉后，消毒肛管，扩肛至 3～4 指。沿肛裂正中做一外大内小的梭形切口，其下端在肛缘外 1cm，顶端在齿线上 0.5cm，同时从外向内依次切除哨兵痔、溃疡、瘢痕组织及该处肛隐窝、肥大的肛乳头，如有潜行瘘管，以带钩探针探入并切开，并在直视下切断部分内括约肌和外括约肌皮下部，至手指无紧缩感。如有出血可在切口上方缝合一针以止血，创面不必缝合，伤口填塞油纱条，外用塔形纱布固定。

（1）原理：慢性炎症刺激，使栉膜病理性增厚、变硬，妨碍括约肌松弛，局部血运不良，故肛裂溃疡不愈。本术式据此理切除栉膜带，以去除病灶。

（2）适应证：适用于陈旧性肛裂伴哨痔或乳头肥大及潜行瘘道者。

（3）注意事项：①切除创面不宜扩大，以免瘢痕大，继发肛门渗液；②切除深度勿过浅，因肛裂常伴发潜行皮下盲瘘，过浅会遗漏。

13. 什么是肛裂切开挂线术？

（1）原理：以利刀切开栉膜带纤维增生，切除哨痔及乳头肥大，并以线代刀，缓慢切开肛门内、外括约肌的一部分，缓解痉挛性疼痛，使肛裂根治。

（2）特点：出血少，后遗症少，一次性根治。

（3）适应证：适用于陈旧性肛裂伴哨痔、乳头肥大或潜行瘘者。

（4）注意事项：①探针入肛内后须以食指抵住引导，以免扎破肠内正常黏膜；②挂线之皮筋可剪开成单根，则术后瘢痕更小，且避免术后肛门渗液；③探针自外口进入后，须与肛隐窝呈直线方向前进，这样潜行瘘即在皮线切割范围内。若探针向下弯行则伤口过深，延缓愈合时间；若向上弯行则伤口过浅，达不到治疗的目的。

14. 什么是肛裂侧切术？

慢性炎症刺激使肛门括约肌长期处于痉挛状态，内括约肌末端纤维化，使肛管狭窄，溃疡久不愈合。本术式据此切断部分肛门内括约肌，以解痉纠窄，使肛裂愈合，简单易行，疗程短，适用于新旧肛裂无并发症者。

（1）肛裂侧切术采用局部麻醉。

（2）切口有两种：横切口和纵切口，位置在肛门左右均可。纵切口在肛缘处 1cm 做放射性切口约 2cm 长，横切口在肛缘外 2cm 做横切口长 2～3cm。

（3）用小弯钳分离肛管皮肤和外括约肌，再将其从内外括约肌间隙插入至齿线位置，用食指在肛内引导，用力穿过内括约肌，到达黏膜下，但不能穿破黏膜。将内括约肌挑出切口并离断，挑出宽度不得少于 0.8cm。

（4）切口以丝线贯穿缝合 2～3 针以止血，伤口加压包扎。

（5）注意事项：摸清括约肌间沟是找到内括约肌下缘的关键。进钳时勿过猛，以免扎破肛管而感染。

15. 什么是纵切横缝术？

肛裂常与肛管狭窄伴发。本术式将肛裂纵行切开，横行缝合，使两病灶同治。术后不留创面，愈合快，防止肛门狭窄。麻醉后，取截石体位，消毒肛管，扩肛至 3～4 指。沿肛裂正中做菱形切口，其下端在肛缘外 0.5cm，上端在齿线上 0.5cm，同时从外向内依次切除哨兵痔、溃疡、瘢痕组织及该处肛隐窝、肥大的肛乳头，如有潜行瘘管，以带钩探针探入并切开，并在直视下切断部分内括约肌和外括约肌皮下部，至手指无紧缩感为度。然后将切口横行缝合，缝合时宜略带基底组织，缝合时张力不宜过大。如张力过大时，应在该缝合切口外侧再做一横行切口，不予缝合或纵向缝合。伤口填塞油纱条，外用塔形纱布固定。

注意事项：纵切口勿过长，以免拉拢困难。如拉拢困难，可适当游离切口下缘皮肤。

16. 什么是后位括约肌切开术？

肛裂患者常规麻醉后，暴露后正中肛裂，经肛裂处将内括约肌下缘切断，切口上至齿线，下达肛缘，为斜坡状伤口，使之引流通畅，有利于伤口愈合。

17. 肛裂有微创手术吗？

有。近年来，我们研究并开展了肛裂的微创手术："Y-V"皮瓣成形术。具体手术步骤如下。

（1）齿线处沿肛裂溃疡面边缘锐性切除肛裂溃疡面至哨兵痔内缘。

（2）在切口下方切断部分内括约肌。

（3）切除哨兵痔近心面，修剪哨兵痔远心面皮瓣呈倒"Y"字形，尖端向上，皮瓣大小根据肛裂溃疡面大小而定。

（4）适当游离倒"V"字形皮瓣下组织以减少皮瓣张力，注意保留皮瓣与基底组织的血供，皮瓣与肛裂切口缝合，伤口呈倒"Y"字形。

手术治疗原理：通常认为是肛裂慢性炎症刺激、内括约肌痉挛的结果。一切合理的有效疗法都应尽力解除缺血—痉挛—更缺血这一恶性循环。肛裂的"Y-V皮瓣成形术"不仅解除了内括约肌痉挛，还封闭了创面，减轻了患者疼痛，缩短了创面愈合周期。

18. 做肛裂手术会不会痛？

任何手术都会碰到这一个问题，肛裂也不例外，肛裂手术都会采用麻醉，麻醉期间手术是感觉不到疼痛的。手术后由于麻醉效应渐减，会有痛感，但疼痛的程度远较手术前轻，因为术前肛门内括约肌痉挛是剧痛，手术时将内括约肌切断，剧痛感没有了，剩下的只是手术刀口的疼痛，人体能够耐受。肛裂手术后会有疼痛感，但疼痛的程度则是由患者的心理素质和身体素质决定的。

19. 通常所说的"全麻"或"半麻"指的是什么？

"全麻"即全身麻醉，手术中患者将完全失去知觉和痛觉。医生经静脉将麻醉药物注入患者的体内，在患者睡着后将气管插管插入气管，帮助患者呼吸，并吸入麻醉气体。"半麻"下患者是清醒的，如果患者希望睡着，也可给予镇静剂。

"半麻"包括：局部麻醉、骶管麻醉、硬膜外麻醉、腰麻（蛛网膜下腔麻醉）及硬膜外阻滞麻醉和腰硬联合阻滞麻醉（双阻滞麻醉）等。

20. 做肛裂手术有哪些麻醉方法？

肛裂手术可以采用局部麻醉、骶管麻醉及双阻滞麻醉。其中局部麻醉持续时间短，适用于慢性肛裂及急性肛裂经保守治疗无效的手术；骶管麻醉及双阻滞麻醉适用于肛裂合并肛乳头肥大、皮下肛瘘的陈旧性肛裂手术。

21. 肛肠疾病手术如何选择麻醉方法？

肛周、肛管、直肠和结肠的手术应按疾病的种类和患者的情况，可选用不同的麻醉方法。一般来说，肛门、肛管的手术多采用局部麻醉（局麻）、骶管阻滞麻醉、硬膜外阻滞麻醉和腰硬联合阻滞麻醉（双阻滞麻醉），以局部麻醉和骶管阻滞麻醉为多。直肠和结肠的手术多采用连续硬脊膜外腔阻滞麻醉或全身麻醉。门诊手术多采用局麻，简便易行，安全有效，费用低廉，临床常用。住院手术多采用骶管阻滞麻醉或双阻滞麻醉，具有起效迅速、镇痛效果确切、肌松效果好、局麻药用量小等优点。

22. 什么是骶管麻醉?

骶管麻醉是经骶裂孔将局麻药注入骶管腔内,阻滞骶神经,称骶管阻滞,是硬膜外阻滞的一种。简化骶管麻醉是在骶管麻醉的基础上加以改进简化操作而成。骶管麻醉通过阻滞骶神经而抑制其传导。麻醉区包括会阴部、肛管和直肠,适用于肛门、肛管和直肠下段疾病的手术。因经骶裂孔注药点正是针灸的腰俞穴,又称腰俞麻醉。麻药注入在骶管腔内,骶管腔也是硬膜外腔的下部,所以也是低位硬膜外麻醉。因骶管腔已无蛛网膜下腔,故不会误刺而发生麻醉意外,比较安全。麻药注入骶管腔内使骶神经传导阻滞而产生麻醉,术中可完全无痛,还可使肛门括约肌充分松弛,便于手术操作。本法操作简便,安全有效,无椎管内麻醉后反应,对心血管系统无明显扰乱,被肛肠外科医师普遍采用,是肛肠手术常用的麻醉方法。缺点是操作复杂,注射麻醉药后须等待一定时间才能达到完全麻醉,有时麻醉不完全,还有少数患者注射时和注射后发生惊厥。

23. 长效麻醉为何会有镇痛效果？

肛门手术后疼痛是肛肠外科面临的重要问题，可是从前人们一直认为术后疼痛是不可避免的，是手术治疗伴随的必然现象。但因肛门痛觉非常敏感，术后要发生剧烈疼痛，并可导致尿潴留，所以，解决肛肠手术后疼痛，尤为重要。局部长效止痛剂是一种注射液，它基本上解决了肛门手术后的疼痛问题。只要正确掌握操作方法和使用剂量，止痛作用可持续1～3周。其主要成分是亚甲蓝，局部注射后可使神经末梢纤维结合，产生可逆性末梢神经髓质的损害，4小时后神经麻痹，失去痛觉而产生止痛效果，局部感觉迟钝，痛觉减轻或消失，但括约肌功能正常，不会因此而引起短时间肛门失禁。亚甲蓝入血后，经肾代谢排出，尿液呈蓝色，对人体无毒副作用。

24. 克泽普为何能长效止痛？效果如何？

克泽普（复方盐酸利多卡因注射液）是一种长效局麻止痛剂，目前主要用于局部浸润麻醉及止痛，如术后镇痛、分娩镇痛等，并应用于神经阻滞治疗多种疼痛。克泽普注射液的主要优点为一次给药镇痛时间长，平均镇痛时间 2～10 日，可大大降低医生和患者的负担，应用简便，可应用于多个临床科室。本品为盐酸利多卡因与薄荷脑等的灭菌烯醇溶液，无色澄明，pH 值 4.0～6.0，含 0.8% 的盐酸利多卡因与 0.133% 的薄荷脑。适用于：①局部浸润麻醉。肛肠科及外科手术切口部位的局部浸润麻醉，如手术麻醉、术后镇痛等。②神经阻滞。治疗各种神经痛如三叉神经痛、肋间神经痛等，还可用于术后镇痛等。③局部封闭。治疗各种顽固性瘙痒性皮肤病，如神经性皮炎等。

用法用量：①用于普外科、妇产科等手术科室做局部浸润麻醉，根据切口大小，一般用量 10～20mL；用于肛肠科疾病，做肛门周围浸润麻醉，一般用量 15～20mL。②用于普外科及其他外科手术做术后长效镇痛于缝合切口前，将药物均匀注入切口缘皮下，一般用量 5～20mL；用于肛肠

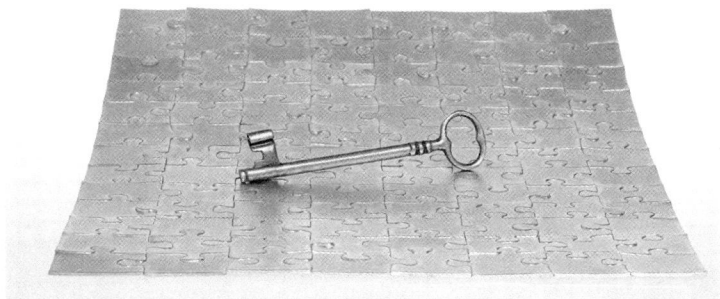

科疾病，于手术结束后在切口边缘皮下浸润注射，一般用量 10 ～ 20mL。

25. 肛裂手术治疗有后遗症吗？

做完肛裂手术后会表现出下列后遗症，其程度如何是因人而异的。

（1）肛裂术后有可能造成大便失禁。

（2）肛门变形：多是由于患者瘢痕体质、手术创面过大、创面假性愈合、创面感染等原因，使得手术创面愈合不良造成的。

（3）延迟愈合：手术后患者的换药、饮食、排便等处理不当时，容易发生手术伤口的延迟愈合。

（4）肛门狭窄：在进行肛裂手术的时候，主要是以手术刀来切除患部的，因此会有某种程度的瘢痕；大范围切除黏膜也容易导致肛门狭窄。

因此，为了避免一些后遗症的出现，应该到正规医院接受规范的治疗。

26. 肛裂手术治疗风险大吗？

肛裂手术风险一般不大，但少数也会发生以下情况。①创面愈合缓慢：如括约肌处理不当，会造成术后伤口愈合缓慢甚至难以愈合。②肛门失禁：如果肛裂切除过多，明显损伤括约肌，可能会引起括约肌功能异常，引起大便失禁。③还可能导致肛周感染性疾病，如肛周脓肿，甚至肛瘘的形成。建议选择正规医院就诊，在专科医师诊疗后选择合适的手术方式。

27. 肛裂手术治疗后复发的原因是什么？

肛裂术后一般不会复发，但以下几点可导致复发。

（1）复发原因之一：饮水不足。在接受治疗后，患者又开始忙碌其工作，常常会忘记喝水，就会使肠道内缺水，导致肠道干燥，排泄物不易排出就又导致了便秘的发生，而便秘就是造成肛裂的首要原因，这就致使了复发的出现。

（2）复发原因之二：不当的饮食。在治疗后，很多人对于饮食还是没有足够的重视，就容易产生便秘，引起肛裂的反复发作。

（3）复发原因之三：缺乏适量运动。肛裂在接受治疗后，有不少的患者都会存在这样错误的认识："觉得现在自己是调理身体的时候，是不宜做运动的。"这就使得肠道蠕动变差，容易出现便秘。因为这时肛门还是比较脆弱，受便秘影响肛裂极易复发。

28. 肛裂患者术后还会疼痛吗？

对于肛裂术后是否会存在肛门剧烈疼痛的问题，首先要搞清楚肛裂疼痛的原因。真正的肛裂是因为肛门括约肌痉挛缺血而导致的缺血性溃疡，其疼痛特点具有明显的特征，即医学上所说的"间歇性疼痛"，也就是排便痛和便后痉挛性疼痛。痉挛性疼痛甚至比排便痛更严重，短则 1～2 小时，长则 1 天，使人痛苦不堪。这类患者由于惧怕疼痛而有意延长排便间隔时间，使粪便中的水分在直肠内被过度吸收而引起大便干燥，这样反而更加重了疼痛，形成了一个恶性循环。由于肛裂手术是将痉挛的括约肌进行松解，所以术后就不会出现间歇性疼痛，最多也就是排便时粪便通过创面所致的正常疼痛，相比术前疼痛明显减轻，随着时间的推移，当创面神经末梢被肉芽覆盖后，疼痛更是微乎其微了。

29. 肛裂术后疼痛怎么防治?

采用局部黏膜保护剂（俗称长效麻药）和使用镇痛药可减轻痔疮手术后疼痛。中药熏洗可活血消肿止痛，还可采用针刺龈交、二白、白环俞或肛周电刺激治疗。

排便时疼痛：为了防止术后发生粪嵌塞或大便干结排出困难，术前、术后均可酌情口服麻仁软胶囊、芪黄通便软胶囊等，以减轻粪便冲击撕裂肛管伤口而引起疼痛。排便前，可用温水或中药坐浴，解除肛门括约肌痉挛，减轻粪便通过肛门时的阻力。排便后坐浴（用温水或中药粉坐浴），可清洁创面以减少异物对创面的刺激。若大便干燥，排出困难，可用温水或甘油灌肠剂灌肠，以软化大便，减轻排便时的疼痛。

瘢痕疼痛：①由于瘢痕压迫神经末梢，偶尔可引起局部轻微的针扎样疼痛，一般不需处理治疗；②频发的、明显的瘢痕疼痛，可外用瘢痕膏，局部注射透明质酸酶，或胎盘组织液，以促进瘢痕的软化吸收；③中药熏洗：大黄、芒硝、制乳香、制没药、桃仁、红花、当归，水煎外洗，每天15～20分钟，每天1～2次，以软坚散结、活血化瘀、通络止痛；④局部可用红外线照射、超声波治疗或中短波进行透热治疗；⑤瘢痕挛缩、肛门狭窄致排便困难时，应切除瘢痕，松解狭窄，使粪便排出通畅。

30. 奥布卡因凝胶为何能止痛？如何使用？

盐酸奥布卡因又名丁氧基普鲁卡因，为白色或浅黄色的透明黏稠凝胶。其主要成分为盐酸奥布卡因，适用于各科检查、处置、小手术的表面麻醉和肛肠术后换药止痛。

用法用量：可用于肛肠术后换药，将消毒棉球浸润本品（根据创面大小，调整用量）涂抹于肛外创面，3 分钟后开始正常换药操作；直肠、结肠镜检，将本品 5 ～ 10mL 注入肛内和涂抹肛门，3 分钟后涂抹少许本品于腔镜表面润滑即行检查，尤其是有痔疮和肛裂等疾病患者，止痛润滑效果明显。

31. 酒石酸布托啡诺鼻喷剂（诺扬）为何能止痛？如何使用？

酒石酸布托啡诺鼻喷剂（诺扬）是一种镇痛药，是通过鼻腔给药，经鼻黏膜吸收而发挥局部或全身治疗作用的一种镇痛剂。本药具有快速起效、镇痛持久、安全性高、依赖性低、副作用少、无创给药、舒适轻松、携带方便等优点。

本品的主要成分为酒石酸布托啡诺，每喷含酒石酸布托啡诺 1mg，适用于治疗各种癌性疼痛、手术后疼痛、肛肠术后换药镇痛。

用法用量：①每次 1～2 喷，每日 3～4 次。一般情况下，初始剂量为 1mg（一喷的喷量）。如果 60～90 分钟没有较好的镇痛作用，可再喷 1mg（一喷的喷量）。如果需要，初始剂量 3～4 小时后可再次给药。②患者剧痛时，初始剂量可为 2mg（两喷的喷量）。患者可止痛休息和保持睡意，这种情况 3～4 小时不要重复给药。③老年患者及肝、肾功能不全者的初试剂量应控制在 1mg（一喷的喷量）以内，如有需要，在 90～120 分钟再给药 1mg（一喷的喷量）。重复给药剂量需根据患者的药物反应情况而定，不必固定给药间隔时间，间隔时间一般应不少于 6 小时。

32. 肛裂患者术后还会出血吗？

由于肛门括约肌痉挛和溃疡的存在，肛裂患者每次排便都会进一步撕裂创面，所以难免出血，而术后由于肛门括约肌痉挛已被解除且创面引流通畅，随着时间的推移，新肉长出，出血即可停止。需要提醒的是，无论是否切断肛门内括约肌，患者术后都要坚持坐浴和换药。坐浴可使肛门保持足够的清洁，并有效防止肛门炎症、水肿。换药可保证创面充分引流通畅，防止创面皮肤过早愈合而形成内部"空虚"的假愈合。所以，对于肛裂患者，如果发病时间较长，且经过用药没有痊愈，应尽早手术，可免除疼痛，提高生活质量。

33. 治疗肛裂的保守疗法有哪些？

早期肛裂通常先保守治疗，如保持粪便松软、局部涂擦消炎止痛软膏等都可治愈。中西医结合的治疗方法有很多可以应用。

（1）内治法

1）一般治疗：①避免便秘。这是保守治疗中最重要的步骤。因为硬便，排便用力而损伤肛管皮肤，是引起肛裂的主要因素。若能避免此因素，则许多浅表性肛裂可不治而愈，而且对肛裂的预防有重要的意义。用缓泻剂或液体石蜡等，可润肠通便而帮助排便，但不可长期使用此类药物，以免成瘾。而且稀便不宜维持过久，以免发生肛管狭窄。②养成良好的排便习惯。最好在早晨起床或早饭后排便。由于此时有起立反射和胃结肠反射，可以不增加腹压而排出粪便。③调节饮食。摄取富含纤维的食品，如蔬菜、水果、豆类、薯类、粗粮食物等。尽量避免或减少辛辣刺激之品。④适当服用润肠药物。润肠药物即缓泻剂，可以软化大便，帮助大便顺利排出，以解除便秘，缓解疼痛。常用药物有麻仁丸、五仁丸等。

2）辨证施治：①燥火便结。治宜泻火清热，润肠通便，方用麻仁丸加减。②血热肠燥。治宜凉血养血，润肠通便，方用润肠丸加减。③湿热蕴结。治宜清热利湿，润肠通便，方用内疏黄连汤加减。④气滞血瘀。治宜行气活血，散瘀止痛，方用止痛如神汤加减。

（2）外治法

1）熏洗及局部用药：常用苦参汤加减，或肤芩洗剂、复方荆芥熏洗剂等，趁热先熏后洗，于便后坐浴。也可选用京万红痔疮膏、肤痔清软膏、复方多黏菌素 B 软膏、红升丹等局部用药治疗。

2）针灸治疗：针刺天枢，可使肠蠕动加强，促进排便；肛裂疼痛出血者，可针刺承山、长强、阴陵泉、三阴交、阳陵泉、足三里、大肠俞、腰俞、合谷等，每次取 2 ～ 3 穴（双侧），一般采用强刺激手法，留针 10 ～ 30 分钟，每日针刺 1 次，直至症状消失，肛裂愈合，但孕妇忌针灸。

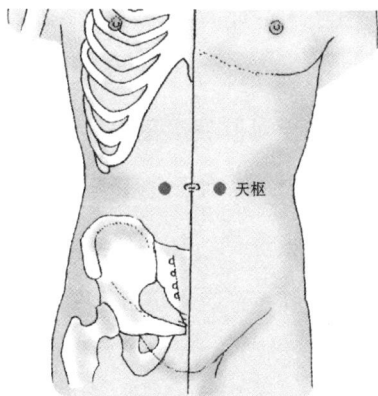

3）封闭治疗：主要是缓解肛裂疼痛。常用 0.25% 布比卡因 5mL 在患者长强穴做扇形注射，隔日 1 次，5 次为 1 个疗程；或用长效麻醉剂于肛裂底部及周围做点状注射。

4）塞药治疗：患者于大便后肛门坐浴清洗干净后，将美辛唑酮红古豆醇酯栓（红古豆）、普济痔疮栓、肛泰栓塞入肛内，能起到消炎止痛作用，促进裂口愈合。

5）扩肛治疗：扩肛器能放至肛管内，既可扩张肛管，预防肛门括约肌痉挛，又可保证肛裂创面肉芽组织从基底部向外生长，促进肛裂愈合。扩肛器表面应涂以麻醉软膏，每日扩张 2 次，每次 1～2 分钟。本法对早期新鲜肛裂效果较好，治疗也温和，易被中老年人接受，但伴有痔疮或息肉者，则应做手术治疗。

6）坐浴及外洗：排便前温水坐浴，使肛门括约肌松弛，减轻粪便对肛裂溃疡面的刺激。排便后温水坐浴，可洗净肛裂溃疡面的粪便残渣，减少异物刺激及肛门痉挛和疼痛，也可用消炎洗剂、祛毒汤、消肿汤、消炎止痛洗剂、肤芩洗剂等熏洗肛门，效果更佳。

34. 做肛裂手术是把裂口缝上吗？

几乎所有的肛裂患者都会提出这个疑问。按照我们习惯的思维方式，既然是裂开了，将其缝合是顺理成章的事。其实这是患者的一个误解。我们已经论述过，肛裂是由于干粪便撑裂了肛管皮肤，裂口发炎，反复不愈，形成溃疡，溃疡可深达肌层，使炎症刺激肛门内括约肌，导致肛门内括约肌痉挛，就出现了肛门持续性的剧痛，肛管静息压力升高，肛门局部循环障碍，局部组织缺血缺氧，影响裂口愈合。换句话说，肛裂的裂口不愈合和肛门疼痛是肛门内括约肌痉挛造成的。因此肛裂手术就是将部分肛门内括约肌切断，解除其痉挛，使裂口自然愈合，而不是人们所想象的将裂口缝上。

35. 肛裂手术切断内括约肌会出现肛门失禁吗？

肛裂手术后出现肛门失禁，也是许多肛裂患者恐惧手术的原因之一。肛裂的发病部位是肛管黏膜交界处（医学上称为齿线）与肛周皮肤之间，纵向看其长度约为 1cm，横向看其位置是肛门内括约肌的中下 1/3 处，裂口的顶端与肛门外括约肌浅部平齐。从肛门功能自制角度（也就是肛门正常收缩功能）看，能够防止肛门失禁的肌肉不是内括约肌，也不是外括约肌，而是位于肛门内、外括约肌顶部的耻骨直肠肌。该肌肉类似绳索，可将直肠肛门紧紧"牵住"，无论哪种肛门手术，只要该肌肉不被切断，就不会有失禁风险。由于传统的内括约肌部分切断术只破坏了下缘，所以也不会有肛门失禁危险，更何况现在采用的是肛门内括约肌松解术，只是将肛门内括约肌里层的纤维化部分松开，故不会引起肛门失禁。有条件的医院还会在术前给患者做肛管压力测定，根据直肠肛管的压力制订手术方案，就更不会造成肛门失禁了。

36. 什么是烧灼法？

烧灼法是以高温烧灼肛裂溃疡面，焦痂脱落后形成容易愈合的新鲜创面，一般可采用电灼器或激光等，取侧卧位，常规消毒，局部麻醉后，用电灼器或激光器对准肛裂创面进行烧灼，使其炭化后，伤口放置油纱条，敷料固定。在术后可进行坐浴，并使用痔疮栓。

37. 什么是冷冻法？

一般用液氮将肛裂溃疡面冷冻，温度一般为 $-160\,^{\circ}\!C$，每次冷冻 20 ～ 30 秒，反复冷冻 3 ～ 4 次，伤口放置油纱条，敷料固定。在术后可进行坐浴，并使用痔疮栓。

38. 什么是化学性括约肌切开法?

现代研究证实,通过非肾上腺素能、非胆碱能途径可引起肛门内括约肌松弛的介质为一氧化氮,局部使用一氧化氮供体,如硝酸甘油软膏,可松弛肛门内括约肌而降低肛管压力,称为化学性括约肌切开法。常用的方法为在肛裂局部用0.2%硝酸甘油软膏外敷治疗,具有较高的愈合率,且费用低廉,不会造成大便失禁的后遗症,但可能出现头痛、肛门烧灼感等副作用。

39. 什么是指法扩肛?

指法扩肛用于急性或慢性肛裂。其优点是操作简便,不需特殊器械,疗效迅速。术后不需特殊处理,仅需每日坐浴。

麻醉后,术者戴橡皮手套,并将双手食指和中指涂上润滑剂,先用右手食指插入肛内,再插入左手食指,两手腕部交叉,两手食指掌侧向外侧扩张肛管,以后逐渐伸入两中指,持续扩张肛管3～4分钟,使肛管内外括约肌松弛,术后即可止痛。肛裂创面经扩大并开放,引流通畅,创面很快愈合。手术中注意勿用暴力快速扩张肛管,以免撕裂黏膜和皮肤。

（1）原理：扩肛使病理性枥膜带断裂，肛门括约肌得以松解，局部血运增加，从而解除疼痛、出血、瘙痒，进而修复。

（2）特点：操作简便，痛苦小，恢复快。

（3）适应证：适用于急慢性肛裂无并发症者，早期肛裂，无结缔组织外痔、肛乳头肥大等合并症者。

（4）注意事项：①此法与内痔扩肛不同，用力点在肛门后方，而不要在肛周反复做顺时针、逆时针的扩张，以免造成肛管多处裂伤。②忌用暴力扩肛。

40. 肛肠手术为什么伤口不缝合？

一般手术，在做完后均需要缝合以促使伤口尽早愈合，但肛肠手术却例外。几乎所有肛肠的手术，基本上都是以开放性手术进行。因为肠道是有菌的环境，人们每天都要排便，粪便经过创面，易被粪便或细菌污染，缝合伤口，反而容易化脓。同时，肛肠手术伤口不缝合，伤口开放，有利于伤口保持引流通畅，从而会加速伤口愈合。反之，如果伤口缝合，粪便通过时，伤口就可能会被污染，造成感染，缝合线这时就必须拆开，伤口重新开放，愈合延迟。

41. 肛裂一定要做手术吗？

很多人对肛裂的治疗存在认识上的误区。多数患者认为，肛裂跟感冒一样可以自愈，无需手术就能治好；也有一些专家认为，不管是什么肛裂，必须都要通过手术治疗才能自愈。这种"一刀切"的处理方式是极不可取的，不仅增加了患者的痛苦，而且康复周期也比较长。治疗肛裂必须针对不同症状，再行不同治疗。对早期肛裂和无症状的肛裂，只需增加纤维食物，改变不良的大便习惯，保持大便通畅，无需特殊治疗。对急性肛裂，可以用熏洗、外敷、栓剂、膏剂、内服药物等进行治疗。也就是说即使患者通过检查发现肛裂，只要没有出血和疼痛等症状，就可以不必手术治疗。非手术疗法的目的是促进痔周围纤维化，将脱垂的肛管直肠黏膜固定在直肠壁的肌层，以固定松弛的肛垫，从而达到止血及防止脱垂的目的。

42. 什么情况下肛裂必须做手术？

当肛裂保守治疗无效时，对症状反复发作、药物治疗无效的慢性肛裂，则必须进行手术治疗。

43. 肛裂术后还会复发吗?

一般而言，肛裂手术后是不会复发的。但肛裂进行手术以后，如果不注意术后的保养，不改善自己的饮食习惯，还是有可能复发的。建议平素可以多饮水，多吃点蔬菜和水果，多吃富含粗纤维的食物，少食或忌食辛辣和刺激饮食，可保证胃肠道有丰富的消化液分泌，有利于胃肠蠕动，防止便秘。保持大便通畅对该病的预防至关重要，患者应养成每天排便的习惯，定时排便，适当地增加户外活动，必要时可服缓泻剂，可使大便松软以利排便，便后用热水坐浴，可改善局部血液循环，促进炎症吸收，减轻疼痛，缓解患者的紧张心理，以利排便。帮助体内垃圾的排泄，避免便秘，预防肛裂的复发。

44. 如何对早期肛裂进行保守药物治疗?

（1）内治法：在用药上应根据患者的临床症状进行辨证论治。

1）热结肠道：以泄热通便、养阴凉血为治则，方用新加黄龙汤加减。

2）湿热下注：以清热利湿为治则，方用四妙丸加减。

3）阴虚肠燥：以养阴生津、润肠通便为治则，方用知柏地黄丸加减。

4）血虚肠燥：以补血养阴、润肠通便为治则，方用润肠丸加减。

（2）外治法：肛门创伤部位涂抹用药治疗，采用消炎止痛软膏，直接涂于裂口处，能减轻疼痛和缓解肛门括约肌痉挛，也可用止痛栓剂。

（3）坐浴熏洗：用温水坐浴，改善局部血液循环，使肛门括约肌松弛，能减轻粪便对肛裂的刺激，减轻疼痛。也可采用高锰酸钾溶液、中草药熏洗。

45. 治疗肛裂的常用药物有哪些？

（1）口服药：①致康胶囊；②爱脉朗；③迈之灵。

（2）栓剂：①普济痔疮栓；②美辛唑酮红古豆醇酯栓（红古豆）；③肛泰栓；④太宁栓。

（3）膏剂：①复方多黏菌素B软膏；②京万红痔疮膏；③肤痔清软膏；④湿润烧伤膏；⑤硝酸甘油软膏。

（4）熏洗药：①肤芩洗剂；②派特灵；③复方荆芥熏洗剂。

（5）通便药：①麻仁软胶囊；②芪黄通便软胶囊；③首荟通便胶囊；④令泽舒。

（5）止泻药：①复方嗜酸乳杆菌片（益君康）；②莎尔福；③固本益肠片。

（7）止痛药：①复方盐酸利多卡因注射液（克泽普）；②诺扬鼻喷剂；③奥布卡因凝胶。

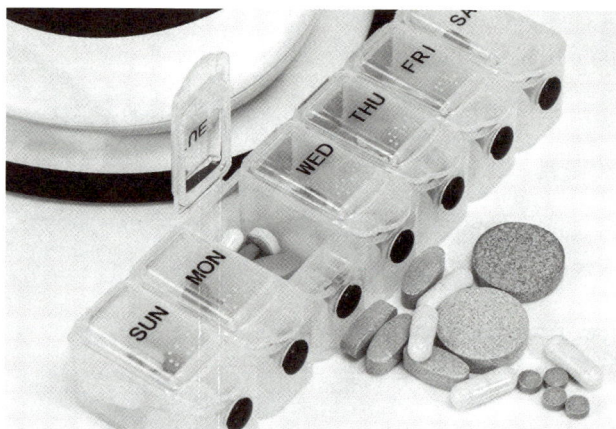

46. 致康胶囊为何能治疗肛裂？如何服用？

致康胶囊是一种中成药胶囊剂，吸收了七厘散、腐尽生肌散等经典古方之精华，结合临床实践科学组方而成，具有促进组织修复、改善微循环、止血止痛、抗菌消炎之功效，已载入《中成药临床应用指南》和《中华人民共和国药典》。

方由大黄、黄连、三七、白芷、阿胶、龙骨（煅）、白及、醋没药、海螵蛸、茜草、龙血竭、甘草、珍珠、冰片组成。该药具有清热凉血止血、化瘀生肌定痛之功效，用于便血、崩漏、呕血，以及痔疮、肛裂、直肠炎、肛瘘、肛周脓肿、肛周疾病出血及肛肠疾病术后等。孕妇禁用。

用法用量：口服，一次 2 ～ 4 粒，一日 3 次；或遵医嘱。

47. 爱脉朗为何能治疗肛裂？如何服用？

爱脉朗（柑橘黄酮片）为复方制剂，每片含柑橘黄酮（纯化微粒化黄酮成分）500mg，其中 90% 为地奥司明，共450mg，10% 是以橙皮苷形式表示的黄酮类成分，共 50mg。其作用：①通过延长去甲肾上腺素诱导的静脉收缩时间而增强静脉张力（在发热、酸中毒状态下仍有此作用）。②降低白细胞与血管内皮细胞的黏附与移行，减少崩解后炎性物质（如组胺、缓激肽、补体、白三烯、前列腺素、过多的自由基等）的释放，从而使毛细血管通透性降低。③降低血液黏滞度，加快血液流速，从而改善微循环瘀滞。④改善淋巴循环，加快组织液回流，减轻水肿。爱脉朗用于痔疮、肛裂，既可减轻急性症状，也可降低其发作频率和持续时间。本药主要是治疗急性肛裂发作有关的各种症状及静脉淋巴功能不全相关的各种症状（腿部沉重、疼痛、晨起酸胀不适感）。

用法用量：口服。对于静脉功能不全和慢性痔疮，每日2片。早晨单次剂量2片与早晚各服1片的临床疗效是一致的，至少服用2个月。对于痔疮急性发作，前4天每天6片，后3天每天4片。然后每天服用2片维持直至症状消失为止，常用剂量为每日2片。

48. 肛裂的药物治疗有不良反应吗？

（1）高锰酸钾的不良反应：高浓度反复多次使用可引起腐蚀性灼伤。而痔疾洗液消肿止痛效果较好，临床副作用低。

（2）硝酸甘油软膏局部应用的不良反应：可发生短暂头痛、过渡性头痛甚至剧烈头痛、虚弱、心悸及因直立性低血压所致之其他症状，尤以不能直立行走的患者为甚，可以导致昏厥。

（3）肉毒杆菌毒素局部注射的不良反应：大剂量、反复注射可能会引起免疫复合物疾病或肌肉麻痹等。

（4）口服缓泻剂的不良反应：除了药物依赖共有的缺点外，还有以下不良反应。

1）膨胀性泻剂：可以降低肠神经的敏感度，从而产生药物依赖。服用剂量大，容易发生胃肠胀气，会影响营养物质的吸收。

2）润滑性泻剂：可干扰维生素 A、维生素 D、维生素 E、维生素 K 以及钙、磷的吸收，造成营养不良；会引起肛门瘙痒、骨软化症。还会有油渍污染内裤的现象。

3）渗透性泻剂中的盐类泻剂：如果过量或反复使用，容易引起水、盐、电解质紊乱，出现高镁血症、高钠血症及高磷血症等。

4）肠动力剂：常见的不良反应是胃肠道反应，如腹部痉挛、腹痛、腹泻、肠鸣，少量患者出现头晕、恶心及皮肤过敏反应，近年来发现，长期使用还有心脏毒性。

药物不良反应请参照药物说明书，如出现不良反应请及时就医。

49. 如何用中药坐浴治疗肛裂？

药物坐浴可改善局部血液循环和保持局部清洁，方法是在较深的盆具内盛沸水 1000～1500mL，加痔疾洗液 60mL 或复方荆芥熏洗剂 10g，待温度适宜后让患者坐入盆内 15～20 分钟。亦可采取封闭疗法，或用医生配比好的硝酸银涂抹溃疡面，然后用等渗盐水洗去，再外涂消炎止痛油膏或肛内纳入栓剂。

也可选用中药配合坐浴，常用的中药处方如下。

（1）鱼腥草、金银花、野菊花、白花蛇舌草、白及、冰片、槐花或槐角。

（2）丹参、黄芪、白芷、黄芩、黄柏、苍术、当归、川芎、延胡索、地榆、槐花、冰片、制乳香、制没药。

（3）赤芍、黄柏、黄芩、蒲公英、败酱草、紫花地丁、金银花、明矾、五倍子。

（4）制乳香、制没药、仙鹤草、延胡索、赤芍、苦参、防风、明矾、五倍子。

任选一组，将上述药洗净，放入锅中，加清水适量，浸泡 5 ～ 10 分钟后，水煎取汁，放入浴盆中，纳入冰片或明矾拌匀，待温时坐浴，每日 2 ～ 3 次，每次 10 ～ 30 分钟，连续 1 ～ 2 周。

50. 中医外治疗法如何治疗肛裂？

中医药外治疗法治疗肛裂由来已久，目前常用的中医药外治法包括熏洗坐浴、膏药外用、栓剂塞肛。临床上多用以具有清热燥湿、消肿止痛、活血化瘀作用的药物为主。

熏洗法能使药物的作用直接作用于肛周，温水具有的热效应能缓解肛门括约肌的痉挛；膏药外用能发挥局部药效，起到润滑及保护创面的作用；栓剂不仅能发挥局部药效、润滑及保护创面，而且在短期缓解患者症状方面有独特优势。

51. 治疗肛裂的口服中药都有哪些？

风热肠燥型应用凉血地黄汤加减，便秘者加火麻仁、生白术、生大黄、杏仁等；湿热蕴结型应用内疏黄连汤加减，肿痛明显者加延胡索、枳壳、川芎、制乳香、制没药等，瘙痒者加苍术、苦参、白鲜皮等；血虚肠燥型应用润肠汤加减，便血明显者加白及、三七粉、大蓟、小蓟等；中成药治疗可用地榆槐角丸、麻仁润肠丸等。请在医生指导下应用。

52. 治疗肛裂的中药外用药都有哪些？肛裂用什么药膏比较好？

熏洗法可用五倍子汤或苦参汤外洗。外敷法：Ⅰ期肛裂用黄连膏、生肌玉红膏；Ⅱ～Ⅲ期肛裂可先用七三丹等腐蚀药涂抹于裂口，2～3天腐肉脱后，改用生肌白玉膏、生肌玉红膏。需在医生指导下应用。

53. 陈旧性肛裂是否要手术治疗？

　　陈旧性肛裂是否一定要手术治疗，要看有无明显的症状。如果症状不明显或不太严重，只要经常保持大便通畅，预防便秘，注意肛门局部卫生或是经常运用药物对症治疗，也不必非要手术治疗。当然，陈旧性肛裂往往都有一定的或是比较明显的症状，如便时剧烈疼痛、便血等，甚至影响正常生活等，通过一些药物对症治疗无效，或是疗效不明显，就应该及早进行手术治疗，因为陈旧性肛裂伴有哨兵痔、肛乳头肥大等时都需要手术切除，所以说只有手术才能达到根治的目的。目前采用的手术方法有松解法、侧切法、挂线法、原位切除法、纵切横缝法等，效果都不错，术后也很少复发。

54. 小儿患有肛裂怎么治疗？

　　对于小儿肛裂宜采用保守治疗，尽可能不予手术治疗，因小儿身体发育稚嫩，局部条件及整体因素都欠完善，故多以消除诱因，解除症状以达治愈之目的。否则，一旦不慎，将导致不应有的损伤，或遗留后遗症。

　　小儿肛裂多由大便干燥引起，所以应针对病因治疗。保持大便松软，排泄通畅，消除对肛管的外来刺激，为小儿肛裂治疗之重点。因此可嘱患儿口服缓泻药物，如杜密克、麻仁软胶囊等。亦可给予调胃承气汤加减，常可奏效。另外，食用水果、蜂蜜和含多种纤维的新鲜蔬菜，更是防止便秘的首选方法。但服用药物及果蔬均应适度，以使大便软而成形为目的，不可过量。对于溃疡面的处理，便前、便后用温热水熏洗肛门，使局部循环畅通，使肛门括约肌得以松弛。便后用少量九华膏或生肌玉红膏敷于患处，轻轻按摩肛门周围及溃疡面，使药膏浸入并吸收充分，缓解疼痛，促进肛裂愈合。临床还可以根据患儿年龄大小，在肛裂两侧的肛门括约肌内，以普鲁卡因做局部封闭后，用刮匙搔刮或剪刀修剪使溃疡面形成新鲜创面，或用棉签蘸少许硝酸银或碳酸溶液点于肛裂基底部，腐蚀溃疡面，以达祛腐生新、促进上皮生长的目的。对患儿症状明显，疼痛剧烈，反复发作，保守治疗效果不明显的慢性肛裂，方可考虑手术治疗。

55. 产后肛裂该怎么治疗？

产后肛裂主要采取保守治疗。治疗措施主要有以下几点。

（1）缓解便秘：产后不要吃得过于精细，多吃新鲜蔬菜和水果，每日食用量不少于500g，以增加粪便容量，刺激肠蠕动。要注意多喝水，每日不少于 2000 mL，以湿润粪便，避免干结。月子里不要总是躺在床上不动，应在产后 1 周内即下床活动，活动量由小到大，循序渐进，以增强肠道蠕动能力。如果由于上述原因出现便秘，可考虑服用缓泻剂，如麻仁软胶囊、首荟通便胶囊等来缓解便秘，但不可久用，便秘缓解即可停用。

（2）局部处理：每次便后都要用温水洗净肛周，而后用 1 ：5000 高锰酸钾温水坐浴 5 ～ 10 分钟，或用鱼腥草 50g 加水煎，放温后坐浴 10 分钟。坐浴后可敷以消炎止痛油膏或乳膏，以达局部消毒、缓解疼痛、促进愈合的目的。如果经上述处理，肛裂愈合效果还不理想，可用胰岛素和生理盐水，按 4 ：5 的比例配成溶液，每日或隔日睡前喷敷于肛裂处，以促进愈合。

（3）精神调理：产后肛裂的预后良好，积极治疗后多可获得治愈效果，复发率很低。因此，产妇不必对此过分紧张，注意放松身心，保持乐观情绪，有利于身体恢复。

56. 糖尿病患者患了肛裂怎样治疗？

糖尿病患者的手术刀口愈合慢且容易感染，但并非不可以做手术。因此糖尿病患者患了肛裂后如何治疗要看病情的轻重缓急。症状轻的肛裂可以采用保守疗法，即中药坐浴加外抹药膏。重度肛裂在控制血糖的同时可以手术治疗。手术前消毒要严格，术中控制切口范围，手术后换药也要严格消毒并给予足量的抗生素静脉点滴 5～7 天。饮食上按糖尿病的要求进食，可多食南瓜、芹菜、黄瓜和豆制品、牛奶等适合糖尿病患者的食品。

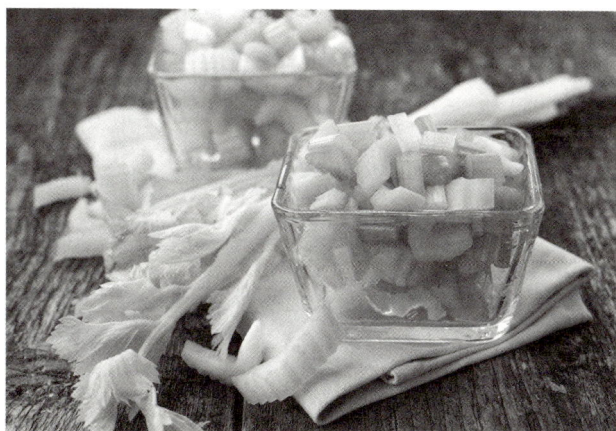

57. 肛裂手术治疗后的注意事项有哪些？

肛裂手术后，患者应遵医嘱定期复诊，并进行相关术后康复治疗；在日常生活中，合理调配饮食，宜清淡，少食辛辣、油腻等不易消化食物及刺激性食物，多食用水果、蔬菜等高纤维食物，防止大便干燥，避免粗硬粪便擦伤肛门；不要久站久坐，适当增加运动，适当做提肛运动；保持肛门局部清洁，养成良好排便习惯，每次排便时间不宜过长，以5～10分钟为宜。

58. 得了肛裂如果不及时治疗，会有哪些并发症？

慢性肛裂常会合并以下病理改变：①肛乳头肥大，溃疡上端与齿状线相连，炎性扩散，常引起肛窦炎，刺激组织增生，最后形成肛乳头肥大；②肛窦炎，由于肛窦感染扩散，肛管皮下形成小脓肿，破溃形成溃疡，形成肛裂后引起肛窦炎；③梭形溃疡，肛管皮肤裂伤后，局部感染、水肿、充血，白细胞浸润，上皮组织脱落等，形成溃疡；④潜行瘘管，肛窦与肛管溃疡之间，有瘘道相通，相互感染，或肛裂外端形成窦道或瘘管；⑤裂痔，肛裂下端由于炎症刺激，肛门括约肌痉挛，引起周围组织纤维性改变，致浅部静脉和淋巴回流受阻形成皮样赘生物。

59. 肛裂术后排便困难如何防治？

因术后切口疼痛，患者恐惧排便而抑制排便，粪便在直肠内存留时间过长，水分被直肠吸收形成干硬粪便。另外，因为肛门疼痛不敢吃东西，吃的东西比较少，尤其是纤维素含量高的食物比较少，肠道里没有足量的食物残渣形成粪便，导致几天才有一次大便，这个时候大便就容易干。应嘱患者术后要适当活动，多食蔬菜、水果、蜂蜜等。术后口服芪黄通便胶囊、麻仁软胶囊、首荟通便胶囊等缓泻药物，以润肠通便。

60. 芪黄通秘胶囊为何能治疗便秘？如何服用？

芪黄通秘胶囊补虚通便，帮助患者恢复正常排便功能。本品由黄芪、何首乌、当归、肉苁蓉、黑芝麻、核桃肉、熟大黄、决明子、枳实、炒苦杏仁、桃仁组成，具有益气养血、润肠通便之功效。本品适用于功能性便秘辨证属"虚秘"者，也可用于糖尿病、心脑血管疾病、慢性肾病、肿瘤放化疗或长期服用阿片类药物、精神系统疾病伴有便秘的患者（多见老年、体弱或常年卧床患者）。慢性便秘患者长期服用本品，可降低便秘疾病复发。

芪黄通秘胶囊君药为黄芪、当归，具有健脾益气、补血润肠之功效；臣药为肉苁蓉、何首乌、核桃肉、黑芝麻，具有补肝肾、益精血、润肠通便之功效；佐药为大黄、枳实、决明子，以通便导滞，兼制当归等之温，杏仁、桃仁降肺气，润肠通便。整个组方标本兼顾，攻补兼施，益气养血，通便而不泻便，避免因泻而伤患者。

用法用量：口服，饭后半小时服用。一次3粒，一日2次。

61. 麻仁软胶囊为何能治疗便秘？如何服用？

麻仁软胶囊是在麻仁丸原方基础上，将中药材经提取和乳化等多道工艺制成的高浓度无糖型软胶囊制剂。本药主要用于治疗中老年便秘、习惯性便秘、久病术后便秘、痔疮便秘等。方中以火麻仁润肠通便为主药，辅以白芍养阴濡坚，杏仁降气润肠；佐以枳实破结，厚朴除满，大黄通下。纵观全方，润肠药与泻下药同用，具有润而不腻、泻而不酸、下不伤正、润肠通便之功。全方由火麻仁、苦杏仁、大黄、枳实（炒）、厚朴（姜制）、白芍（炒）等组成，润肠通便。

用法用量：口服。平时一次1～2粒，一日1次，急用时一次2粒（每粒0.6g），一日3次。

62. 首荟通便胶囊为何能治疗便秘？如何服用？

首荟通便胶囊又名顺益舒，是一种润肠通便药。本药通过提高肠道动力，增加结肠黏液的分泌，有效改善便秘症状，提高便秘患者的生活质量。组方来源于多年的临床经验方，由何首乌、芦荟、决明子、枸杞子、阿胶、人参、白术、枳实组成。方中人参补气，阿胶补血，白术补脾，枸杞子补肾，不单纯泻下，气血动力双补，体现了以补治秘、攻补兼施的治则。本药养阴益气，泻浊通便，主要用于功能性便秘，中医辨证属气阴两虚兼毒邪内蕴证者，症见便秘、腹胀、口燥咽干、神疲乏力、五心烦热，舌质红嫩或淡，舌苔白或白腻，脉沉细或滑数。肝功能不全者、既往有何首乌或含何首乌制剂引起肝损伤病史者、孕妇及哺乳期女性禁用。

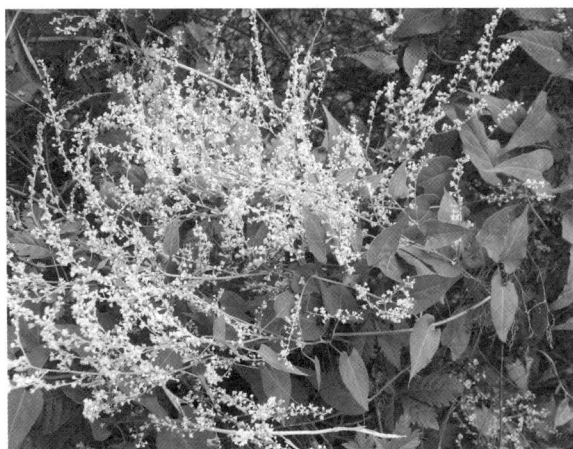

何首乌植株

用法用量：饭后温开水送服。一次 2 粒，一日 3 次。疗程为 14 天。

63. 肛裂术后腹泻如何防治？

腹泻的原因有很多，基本上跟肛裂手术没有关系。平时要注意合理饮食，忌辛辣、生冷、油腻等刺激性的食物，注意肛门清洁卫生；可以在医生的指导下服用温和调理肠胃的中成药四磨汤口服液来帮助胃肠功能恢复，缓解腹泻的情况；或可以服用益君康、莎尔福等治疗。治疗时建议综合分析，明确病因。

64. 复方嗜酸乳杆菌片有何功效？如何服用？

复方嗜酸乳杆菌片是一种以生物学途径调整肠道菌群的生物制剂，也是目前国内市场上唯一可常温保存的四联活菌制剂。本品通过补充益生菌，调节肠道蠕动，增强免疫，促进消化发挥作用，具有四菌协同、胃肠同治等优点。经多年临床用药经验，推荐在肠镜检查一周内补充这种多联菌株益生菌，有助于快速恢复肠道菌群平衡。本品为复方制剂，每片含嗜酸乳杆菌 5×10^6 个。辅料为淀粉、蔗糖。本品用于肠道菌群失调引起的肠功能紊乱、急慢性腹泻、便秘、功能性消化不良、肠易激综合征（IBS）、溃疡性结肠炎（UC）及小儿反复性腹泻、儿童消化不良等。

用法用量：口服。成人一次 1 ～ 2 片，一日 3 次。儿童用量请咨询医师或药师。

65. 康复新液有何功效？如何使用？

康复新液由美洲大蠊干燥虫体的乙醇提取物组成。功效为通利血脉，养阴生肌。内服：用于瘀血阻滞，胃痛出血，胃、十二指肠溃疡的治疗；以及阴虚肺痨、肺结核的辅助治疗。外用：用于金疮、外伤、溃疡、瘘管、烧伤、烫伤、褥疮之创面。

用法用量：①内服：一次 10mL，一日 3 次，或遵医嘱；②外用：用医用纱布浸透药液后敷于患处，感染创面先清创后再用本品冲洗，并用浸透本品的纱布填塞或敷用。

66. 固本益肠片有何功效？如何服用？

（1）组成：黄芪、党参、白术、延胡索等。

（2）功效：健脾温肾，涩肠止泻。用于脾虚或脾肾阳虚所致慢性泄泻，证见慢性腹痛腹泻、大便清稀或有黏液血便、食少腹胀、腰酸乏力、形寒肢冷、舌淡苔白、脉虚。

（3）用法用量：口服，一次 8 片，一日 3 次。30 天为一个疗程，连服二至三个疗程。

67. 怎样防止肛裂由急性转为慢性？

急性肛裂的裂口相对较小、较浅，未形成溃疡。若能及时引起重视和处理，治愈可以说是比较容易的事情，如果患者能按照以下几点去做，一般来说，不但可以避免形成慢性肛裂，还可以防止肛裂由急性转为慢性，甚至可以将急性肛裂治愈。

（1）保持柔软成形大便并能顺利排出是防治的主要手段，具体的措施如下。

①合理调整饮食，多进食含高纤维素的食物如豆类、薯类、蔬菜等以增加大便量，少进食煎炸油腻之品避免引起脾胃湿热，加重便秘。

②在医生的指导下，适量服用缓泻剂，以保持大便柔软，避免裂口再受到机械性的损伤。

③养成定时排便的习惯，清早刚起床是肠道蠕动最活跃的时候，这时最好喝一杯温开水（或加少许蜂蜜），可以起到缓解便秘的作用。

④干燥粪便形成后不要用力努责，应用温盐水灌肠（专

业医师操作）或用开塞露注入肛内滑润大便，请不要擅自用手去掏，用力不当会很容易造成肛管损伤。

⑤及时治疗肛门炎性疾患，防止感染后形成溃疡和皮下瘘。及时治疗克罗恩病、溃疡性大肠炎等疾病，防止并发肛裂。

（2）局部治疗：便后用肤芩洗剂或止痛如神汤熏洗坐浴，以促进肛门局部血液的循环，在肛裂的裂口处局部涂擦能促进伤口愈合的药物如0.2%硝酸甘油软膏、马应龙麝香痔疮膏等。

68. 做完肛裂手术后为什么要坐浴熏洗？

药物坐浴熏洗有消炎止痛、促进创面愈合、预防创面感染的作用。

69. 如何进行肛裂的坐浴熏洗？

中药熏洗坐浴疗法是中医传统的外治方法，在肛肠科运用很普遍。熏洗坐浴可疏通经络、调和气血、活血化瘀、燥湿杀虫，从而达到消肿、止痒、止痛的目的。

熏洗法即把药物加水煮沸或用散剂冲泡后，先以其蒸汽熏肛门部位，待药物温度降至皮肤可以耐受时，即可以坐浴15～20分钟。熏洗及坐浴可以起到清洁肛门、促进局部血液循环、促进创面愈合、防止感染的作用。一般坐浴熏洗所用的中草药多具有清热解毒、活血消肿的功效。临床常用的熏洗药有硝矾洗剂、痔疾洗液等，疗效可靠，使用方便。

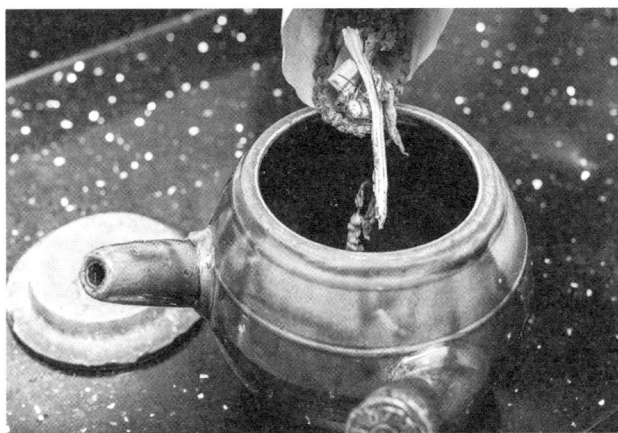

70. 激光坐浴机与普通熏洗椅熏洗有何不同？

激光坐浴机包括激光照射疗法、传统盆式温热坐浴、中医特色药物三大要素，是集药物坐浴、激光照射、温热清洗、气泡按摩、热风风干五大功能于一体的坐浴熏洗机，为盆底疾病的治疗和肛肠术后康复提供了一种有效的方法，持续为医院和患者创造最大的综合效益。

71. 激光坐浴机作用原理是什么？

激光坐浴机的机理是应用激光的生物刺激作用，结合热水坐浴、气泡按摩共同作用于人体病变组织和经络穴位，进而促进血液循环和代谢，改善机体免疫功能，达到消炎、镇痛、加速愈合的目的。

72. 激光坐浴机熏洗有何优势？

（1）精确恒定的水温有利于充分发挥药物的作用，并让敏感的创口尽量避免因水温变化造成的刺激。

（2）运用 650nm 激光的生物刺激作用，消炎镇痛，促进伤口的修复与愈合。

（3）自动清洗盆底创面，促进血液循环从而减轻疼痛。

（4）创口清洗完成后自动热风风干，避免患者盆底创面周围潮湿，有利于创面出血凝固结痂，同时也方便换药。

因此，激光坐浴机具有安全、有效、方便、舒适等优点。

73. 肛裂熏洗坐浴法可选用哪些药物?

肛裂熏洗坐浴的目的在于活血化瘀、消肿止痛敛口,可选用马齿苋、五倍子、朴硝、川椒、防风、枳壳、侧柏叶、葱白煎水熏洗坐浴,每日 1～2 次,或排便前用温水坐浴,使肛门括约肌松弛,减轻粪便对肛裂溃疡的刺激;排便后用 1∶5000 高锰酸钾溶液坐浴,以消炎止痛。

74. 肤芩洗剂为何能治疗肛裂? 如何外用?

肤芩洗剂是在经典古方的基础上精选优质药材研制而成,具有清热燥湿、解毒止痒、消肿止痛等功效,对肛门瘙痒症、肛周红肿热痛、湿疹瘙痒等疾病具有较好的治疗效果。本品有明显的止痒作用,组方中含有苦参、花椒、地肤子等传统止痒中药,这些中药通过抑制单核吞噬细胞系统的吞噬功能及迟发型超敏反应,抑制突触前 N- 型钙通道,影响外周背根神经节到脊髓的突触传递等,从而起到止痒作用。本品还有抗炎作用,组方中的黄芩通过下调炎性细胞因子(如 IL-1、IL-6 及肿瘤坏死因子等)的表达产生抗炎作用。本品还有广谱抗菌作用,药理研究显示本品对大肠杆菌、金黄色葡萄球菌等细菌，白色念珠菌等真菌均具有较强的抑制和杀灭作用。本品同时还具有镇痛作用。

用法用量：外用，每 10mL 加水稀释至 300mL，洗患处，坐浴效果更佳，每日 1 ～ 2 次。7 天为一个疗程。

75. 复方荆芥熏洗剂为何能治疗肛裂？如何外用？

复方荆芥熏洗剂由荆芥 120g，防风 120g，透骨草 300g，生川乌 90g，车前草 300g，生草乌 90g，苦参 120g 组成。其具有祛风燥湿、消肿止痛的功能，适用于外痔、混合痔、内痔脱垂嵌顿、肛裂、肛周脓肿、肛瘘急性发作。

用法用量：外用，一次 10g，用 1000 ～ 1500mL 沸水冲开，趁热先熏后洗患处，每次 20 ～ 30 分钟，一日 2 次。

76. 肛裂手术治疗后如何预防复发？

肛裂的发病原因归纳起来主要有两方面，即便秘和肛门慢性炎症感染，针对肛裂手术治疗后预防复发也应从这两方面下手。保持大便通畅，要养成每日定时排便的习惯，发现大便燥结时，切忌用力努挣，可用温盐水灌肠或开塞露注入肛内润肠通便。消除肛门慢性炎症感染必须注意肛门清洁卫生，养成排便后及时清洗肛门的卫生习惯，如有肛窦炎、肛乳头炎、肛周湿疹、肛周皮肤病等肛周炎症性疾病应及时治疗。

77. 肛裂与混合痔并存时应如何治疗？

肛裂与混合痔并存时，应对肛裂的病情进行判断，如果是裂口新鲜且易愈合的早期肛裂可以进行药物保守治疗，同时根据混合痔严重程度判断是否需要手术治疗，如果早期肛裂合并无手术指征的混合痔，则两者均可进行药物保守治疗；如果早期肛裂合并有手术指征的混合痔，可以肛裂切除和外痔剥离、内痔结扎同时进行。如果肛裂已转变为陈旧性，且伴有肥大肛乳头、哨兵痔、皮下瘘，此时无论混合痔有没有手术指征，均建议进行手术治疗。无论保守治疗还是手术治疗，都应当针对个体制订不同的诊疗方案。

78. 肛裂的保守疗法有哪些？

（1）避免便秘：这是治疗中最重要的环节。若能避免硬粪块对肛管的损伤，许多浅表性肛裂常不需要治疗而可自愈。

（2）涂麻醉软膏：在肛管内用麻醉软膏，可减轻肛裂所致的疼痛及肛管痉挛，一般用 3% 丁卡因胶浆或 5% 利多卡因软膏。用药膏的时间应在便前及便后。

（3）应用肛管扩张器：使用扩张器既可扩张肛管、预防肛门括约肌痉挛，又可保持肛裂创面肉芽组织从基底部向外生长，促使肛裂愈合。扩张器宜涂抹麻醉软膏，每日扩张 2 次，每次 1 ～ 2 分钟。

79. 舒大夫磁疗棒是怎么回事？

舒大夫磁疗棒是美国 Dr.L.uis.Lopez（路易斯·洛佩兹博士）以不可再生的国家战略性资源——稀土为原料，通过高科技创新技术，在产品周围产生互为反向旋转的动态 3D 磁场，磁场强度也呈脉冲状强弱交替变化。通过磁场改善肛周微循环，从而达到治疗的目的。该疗法设计合理、技术先进、纯物理治疗、安全无创、疗效确切，无不良反应，可反复使用，值得临床推广。

80. 舒大夫磁疗棒的治疗原理是什么？

本产品独有的互为反向旋转的脉冲磁场比恒定磁场具有更大的穿透性、更强的磁感应作用。人体内的血液、体液、细胞介质、离子等在本产品的磁场内会产生定向运动力（洛伦兹力），可增加酶的活性，促进内分泌，改善神经系统传导（镇静止痛），降低血液黏稠度，显著改善机体深部的微循环状态。

81. 哪些人适合用舒大夫磁疗棒治疗？

（1）痔病引起的便血、疼痛、肛门潮湿、肛门瘙痒、肛门坠胀、便秘等。

（2）肛窦炎、直肠炎、肛门直肠神经官能症引起的肛门坠胀、肛门疼痛。

（3）肛肠手术后康复治疗。

（4）盆底疾病的康复治疗。

82. 慢性肛裂为什么往往需要手术解决问题？

（1）患病时间较长的肛裂会逐渐发展成为慢性肛裂，常在纵行溃疡边缘形成增厚的、卷曲的皮肤边缘，这些皮缘卷曲生长能力差，不易对合。

（2）由于溃疡局部肛门括约肌痉挛性收缩，导致溃疡基底血供不足，纤维蛋白增生和局部感染，往往使创面不新鲜，阻碍创面生长愈合。

（3）局部解剖因素：局部血供差，愈合条件不佳；外括约肌浅部有 Minor 三角形成了张力的薄弱区，容易受到冲击；肛管直肠角的存在使排便时粪便最容易冲击肛管的前、后侧。

这些都导致了慢性肛裂不易自行愈合，患者往往需要求助于手术。

83. 为什么说肛肠病术后换药很重要？

由于肛门位置特殊，容易受到两侧臀部肌肉挤压，暴露较差，且每日要进行排便，容易受到刺激与污染，同时肛门手术创面多是开放性的创面，大部分位于肛门内，容易出现创面引流不畅、肉芽增生、水肿、出血、延期愈合，甚至创面感染导致病变复发等情况，一般不换药就不容易正常愈合。同时，痔手术后常有内痔结扎线、切口缝合线等特殊情况，需要在换药时予以观察并及时处理。此外肛门部位换药也是一个重要的治疗过程。所以肛肠病手术后的换药显得特别重要。

84. 普济痔疮栓为何能治疗肛裂? 如何外用?

普济痔疮栓是一种复方制剂,由熊胆粉、冰片、猪胆粉组成。猪胆粉能清热解毒和收疮,冰片则有很好的清热止痛之功效,而熊胆粉具有敛疮止血、止痛及清热解毒之功。按照中医治疗理论"热者寒之",普济痔疮栓成分均属寒凉之品,对实热证的治疗更合适。中药塞药疗法也是中医特色疗法之一,将普济痔疮栓直肠给药,借助体温,缓慢融化于直肠内部,直接作用于创面,再经肠道黏膜吸收,更好地发挥止血、清热解毒、生肌收敛和消肿止痛的作用。本药具有清热解毒,凉血止血,用于热证便血。对各期内痔便血及混合痔肿胀、肛裂等有较好的疗效。

用法用量:直肠给药。一次 1 粒,一日 2 次,或遵医嘱。

85. 美辛唑酮红古豆醇酯栓为何能治疗肛裂? 如何外用?

美辛唑酮红古豆醇酯栓又名红古豆,是一种栓剂。本品为复方制剂,每粒含吲哚美辛 75mg,呋喃唑酮 0.1g,红古豆醇酯 5mg,颠茄流浸膏 30mg,冰片 1mg。该药具有消炎、止痛、消肿痔功效,适用于内痔、外痔、肛门肿胀、瘘管、肛裂等肛肠疾病及痔瘘手术后止痛。青光眼患者和对本品及组分过敏者禁用。

用法用量：外用。一日 1 ～ 2 次，每次 1 粒，临睡前或大便后塞入肛门。

86. 复方多黏菌素 B 软膏为何能治疗肛裂？如何服用？

复方多黏菌素 B 软膏是用于预防和治疗皮肤及伤口细菌感染的一种安全而高效的治疗药物。该药具有广谱强效杀菌耐药少、止痛、止痒、促愈合、安全性高等特点，能够有效而彻底地杀灭皮肤及创面感染常见致病菌，不易产生耐药；同时，可缓解皮肤伤口的疼痛及不适。推荐在肛肠疾病的保守治疗、术中及术后换药时应用，防治感染，减轻伤口疼痛，促进愈合。本品为复方制剂，其组分为每克含硫酸多黏菌素 B 5000 单位、硫酸新霉素 3500 单位、杆菌肽 500 单位以及盐酸利多卡因 40mg 组成。本品用于预防皮肤割伤、擦伤、烧烫伤、手术伤口等皮肤创面的细菌感染和临时解除疼痛和不适。

用法用量：外用，局部涂于患处。一日 2 ～ 4 次，5 天为一个疗程。

87. 肤痔清软膏为何能治疗肛裂？如何外用？

　　肤痔清软膏源于贵州黔东南苗乡地区的苗医验方，经现代循证医学验证，收入《中成药临床应用指南：肛肠疾病分册》《中成药临床应用指南：皮肤病分册》《临床路径释义：皮肤与性病学分册》，广泛应用于肛肠、皮肤、妇科多种疾病的治疗。据文献报道，肤痔清软膏用于肛门湿疹、肛周瘙痒疗效确切，对于痔疮、肛管炎、肛裂、湿疹（浸淫疮）、皮癣、皮肤瘙痒、妇科炎症疗效满意。

　　本品由金果榄、土大黄、苦参、黄柏、野菊花、紫花地丁、朱砂根、雪胆、重楼、黄药子、姜黄、地榆、苦丁茶等15味药组成，具有清热解毒、化瘀消肿、除湿止痒作用。本品用于湿热蕴结所致手足癣、体癣、股癣、浸淫疮、内痔、

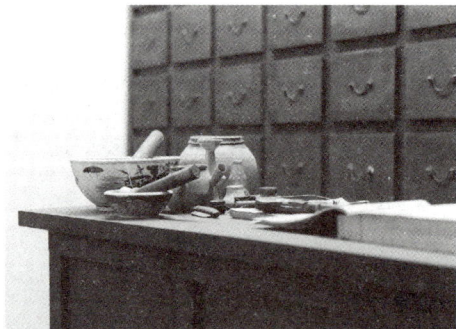

外痔，肿痛出血，带下病。

用法用量：外用。先用温开水洗净患处，取本品适量直接涂擦于患处并施以轻柔按摩或取本品 3 ～ 5g 注入患处（直肠给药、阴道给药）。轻症每日一次，重症早晚各一次。结直肠、肛门术后换药，取本品 2 ～ 3g 涂于凡士林纱条进行伤口填敷。

88. 京万红痔疮膏为何能治疗肛裂？如何外用？

京万红痔疮膏是一种治疗痔疮的膏剂，由地黄、木瓜、川芎、白芷、棕榈、血余炭、地榆、赤芍、土鳖虫、大黄、黄芩、当归、五倍子、桃仁、苦参、黄柏、胡黄连、白蔹、木鳖子、黄连、罂粟壳、苍术、栀子、乌梅、半边莲、红花、槐米、金银花、紫草、血竭、乳香、没药、槐角、雷丸、刺猬皮、冰片多种中药组成。功效：清热解毒，化瘀止痛，收敛止血。能快速止血，排脓消肿；消除痔核，有效缓解疼痛；活血散瘀，祛腐生肌，促进伤口愈合；调理湿热环境，消除诱发因素。对于内痔、外痔、肛门裂、脱肛、水肿等疾病引起的便血、脱垂、疼痛、水肿等症状均有显著疗效。用于初期内痔、肛裂、肛周炎、混合痔等，疗效显著。

用法用量：外敷。便后洗净，将膏挤入肛门内。一日

1 次。

89. 湿润烧伤膏为何能治疗肛裂？如何外用？

美宝湿润烧伤膏（MEBO）是由我国烧伤学科带头人徐荣祥教授研究发明并监制，并已被泰国、叙利亚、韩国、阿联酋等国的药政部门批准注册。新加坡中央医院已成功引进了烧伤湿性医疗技术及美宝湿润烧伤膏。本品由黄连、黄柏、黄芩、地龙、罂粟壳组成，具有清热、解毒、止痛、生肌功能，用于各种烧伤创面，达到原位再生愈合之效果。本品同时对于各类皮肤黏膜破损的疮疡类疾病包括压疮、糖尿病足和肛肠疾病，特别是肛肠手术后的创面有很好的止痛、抗感染、减轻损伤和预防瘢痕的作用。

用法用量：直接外用时可于创面彻底止血后或者坐浴清洁后，将湿润烧伤膏以 2～3mm 厚度涂抹需要处，可覆盖也可不覆盖无菌纱布，每日换药 2～3 次，换药前需轻轻拭去创面液化物，再上新的药膏，直至创面愈合。油纱外敷主要用于部分创面在肛门内部的病例，需要以烧伤膏纱条轻轻塞入肛门以保护伤口，术后 24 小时以同样方法换药，以后每天换药 2～3 次。

90. 硝酸甘油软膏有何作用？如何外用？

硝酸甘油软膏是目前用于治疗慢性肛裂有关疼痛的重要处方药，对于治疗肛裂、缓解病患的痛苦都有很多大作用。本品每克含主要成分硝酸甘油 2mg，辅料为白凡士林、羊毛脂、乳糖等。本品适用于治疗肛裂与缓解肛裂引起的疼痛。

用法用量：一日 3 次，每次挤出 1～1.5cm 膏体，置于指端，经肛门涂于肛管内（肛口内约 1cm），或遵医嘱。每次用完后请立即拧紧管盖，用药后请洗手。

91. 肛裂合并痔疮可以采用 TST 手术吗？

TST 手术又叫选择性痔上黏膜切除吻合术，是目前治疗痔疮首选的微创手术方法。当患有肛裂合并痔疮时，可以选用一次性使用管型痔吻合器（AKGZB 型）进行治疗。其优点是手术创伤更小、痛苦更少、恢复更快、住院时间短。与吻合器痔上黏膜环切术（PPH 术）相比，术后大出血和吻合口狭窄等并发症更少。

92. TST 手术有何优点?

（1）肛门部没有手术切口，术后无痛苦。

（2）手术时间短，一般只需 10 分钟左右。

（3）手术出血少或不出血。

（4）住院时间短，一般 3 ～ 5 天即可出院。

（5）术后无肛门狭窄、失禁等并发症。

（6）不易复发，手术彻底。

（7）损伤小，愈合快。

（8）肛门外形美观。

93. TST 术与传统手术有什么不同?

传统手术部位在肛门口，而 TST 术疗法部位在直肠下段。传统手术将外痔切除，内痔结扎，肛门有创面，需要有脱核过程，术后每日进行换药、重洗，只能逐渐复合，而 TST 术选择性切除痔核上方直肠黏膜和黏膜下层，同时随即吻合，整个过程仅需几秒钟，既保留了肛垫组织，肛门部又无创面，没有脱核过程，术后第一天就可以正常排便。传统手术为防止肛门狭窄需切断肛门括约肌，而 TST 术不损伤括约肌，故不会出现肛门狭窄或大便失禁。传统手术是对症治疗，TST术则是病因治疗。

94. TST 手术和激光手术一样吗？

TST 术既不同于激光手术疗法，也不同于传统手术疗法。TST 术是利用一种特殊吻合器经肛门进入直肠腔内完成手术，切除同时随即吻合。其手术原理是悬吊和断流。整个过程仅需几分钟，保留了正常的肛垫组织，不损伤肛门括约肌，肛门部无创面，没有脱核过程，术后也不需要特殊换药。好比是一件上衣，若两条袖子不一样长时，怎么办？只好剪掉一段袖子，再缝好，这样就一样长了。而激光治疗内痔，是用双极电极针抵压住内痔核黏膜后通电，使细胞电解，组织变性凝固，使黏膜下血管栓塞，痔核萎缩，从而达到治疗目的。

95. 为什么 TST 手术后不会痛？

这主要与肛管直肠解剖有关。距肛门缘向上 2～3cm 处有一环状线，临床上叫齿状线，是直肠和肛管的分水岭。齿状线上、下神经支配完全不同，齿状线上是直肠，受内脏神经支配，对牵拉、缺血非常敏感，对刀割不敏感；而齿状线下是肛管，受躯体神经支配，对痛觉非常敏感，特别是对刀割，针刺更敏感，疼痛非常剧烈。

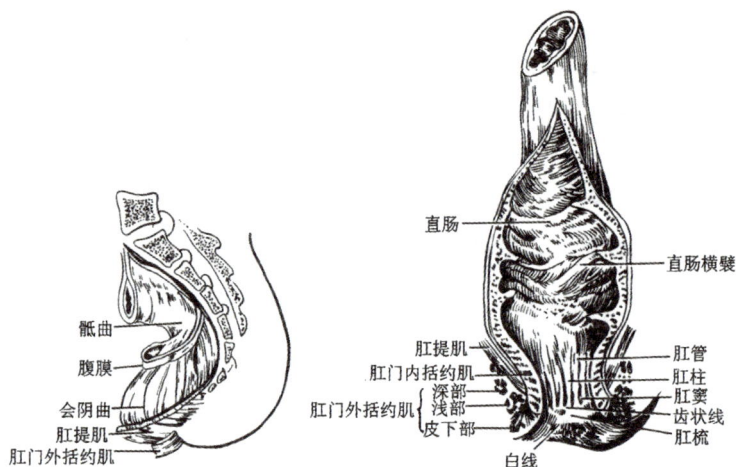

TST 手术是利用一次性使用管型痔吻合器（AKGIB 型）经肛门进入直肠内做手术，切除吻合部位在直肠下端，仅选择性切除直肠下段黏膜及黏膜下层，没有损伤肛门括约肌，肛门部无手术切口，也没有手术创面，哪怕是不打麻药也不会疼痛，术后换药简单，故手术无疼痛，无明显不适感觉。

96. HCPT 技术是什么？

HCPT 微创无痛技术疗法现已成为一种可靠的成熟技术。其治疗原理是利用计算机智能监控，治疗机输出的电极钳产生热效应夹住痔核，通过高频电容场，使组织内带电离子和偶极离子在两极间高速震荡产生内源性的热，药物离子能够在最短时间内顺利导入痔疮根部特别组织，使组织液干结、组织坏死，使痔核组织在数秒内自然干结而脱落，愈后计算机自动报警，达到一次性康复的目的。

本技术适用于各期内痔、外痔、混合痔及直肠息肉、肛乳头肥大、肛乳头瘤、肛裂、肛门尖锐湿疣等各种肛肠疾病。

97. 激光疗法是什么？

激光治疗方法是一种非手术疗法，是 20 世纪 60 年代出现的光电子技术，于 20 世纪 70 年代开始运用于痔的治疗。它主要是利用激光辐射的热效应对痔进行治疗。

激光疗法可用于各期病情较轻的内痔、外痔、混合痔。痔核糜烂、水肿、感染或肛门湿疹者暂不宜用激光治疗；有严重脏器功能障碍、衰竭者亦不宜激光治疗。

98. 克罗恩病需要全身系统治疗吗？

克罗恩病根据病理学检查得到确诊，依据核磁检查和肛周疾病活动指数分析两项指标，判定它的严重程度，分为轻中度克罗恩病和重度克罗恩病。针对轻、中度的克罗恩患者，早期诊断后，及时治疗，不仅可以缓解全身症状，也可以避免肛裂的发生。所以说克罗恩病的全身治疗非常重要。

99. 克罗恩病如何进行全身的系统治疗？

我们确诊了克罗恩病后，根据它的严重程度来分级治疗。针对轻、中度的克罗恩患者，可以采取 5- 氨基水杨酸局部用药加口服用药，如果症状没有缓解，再用布地奈德治疗，症状缓解后，继续使用 5- 氨基水杨酸维持治疗。如果症状没有得到缓解，就需要使用类固醇类药物比如甲强龙、泼尼松等，如果还是无效，就需要使用硫唑嘌呤等免疫抑制剂或者阿达木单抗生物制剂治疗。针对重度的克罗恩病，直接从布地奈德开始治疗，根据病情发展，再考虑加用甲强龙、免疫抑制剂、生物制剂治疗。

100. 克罗恩病肛裂如何局部治疗？

克罗恩病除了全身治疗，对于克罗恩病引起的局部肛裂也需要根据肛裂的程度加以处理，对于表浅的裂口，可以局部使用布地奈德，对于深大的裂口需要局部清创后再配合类固醇类药物治疗，促进创面愈合。

101. 溃疡性结肠炎肛裂应该如何治疗？

由于溃疡性结肠炎肛裂是全身疾病引起的并发症，需要全身系统的治疗，再配合局部治疗才能达到彻底治愈的可能。

102. 溃疡性结肠炎需要全身系统治疗吗？

溃疡性结肠炎根据病理学检查得到确诊，依据肠镜检查和临床症状判定它的严重程度，分为轻、中度和重度溃疡性结肠炎，针对轻、中度的患者，早期诊断后，及时治疗，不仅可以缓解全身症状，也可以避免肛裂的发生。所以说溃疡性结肠炎的全身治疗非常重要。

103. 溃疡性结肠炎如何进行全身系统治疗？

我们确诊了溃疡性结肠炎后，根据它的严重程度来分级治疗。针对轻中度的溃疡性结肠炎患者，可以采取 5- 氨基水杨酸局部用药加口服用药，如果症状没有缓解，再用布地奈德治疗，症状缓解后，继续使用 5- 氨基水杨酸维持治疗。如果症状没有得到缓解，就需要使用类固醇类药物比如甲强龙、泼尼松等，如果还是无效，就需要使用硫唑嘌呤等免疫抑制剂或者阿达木单抗生物制剂治疗。针对重度的溃疡性结肠炎，使用 5- 氨基水杨酸和布地奈德治疗，根据病情发展，再考虑加用甲强龙、免疫抑制剂、生物制剂治疗。

104. 溃疡性结肠炎引起的肛裂如何局部治疗？

溃疡性结肠炎除了全身治疗，对于由此引起的局部肛裂也需要根据肛裂的程度加以处理，对于表浅的裂口，可以局部使用布地奈德，对于深大的裂口需要局部清创后再配合类固醇类药物治疗，促进创面愈合。

105. 美沙拉嗪有何功效？如何服用？

美沙拉嗪的体外实验表明其对一些炎症介质（前列腺素、白三烯 B4、C4）的生物合成和释放有抑制作用，其作用机制是通过抑制血小板激活因子的活性和抑制结肠黏膜脂肪酸氧化，来改善结肠黏膜炎症。体外研究显示美沙拉嗪对肠黏膜前列腺素的含量有一定影响，具有清除活性氧自由基的功能，对脂氧合酶可能起到一定的抑制作用。美沙拉嗪到达肠道后主要局部作用于肠黏膜和黏膜下层组织。美沙拉嗪的生物利用度或血浆浓度与治疗无关。本品适用于溃疡性结肠炎的急性发作和维持治疗、克罗恩病急性发作。

用法用量：①口服。常用剂量为 1.5g/d，对于 0.25g 片，一次 2 片，一日 3 次。②如果治疗剂量大于 1.5g/d，尽可能服用 0.5g 片。③每次服用时，应在早、中、晚餐前 1 小时，并整片用足够的水送服；疗程请遵医嘱。

106. 结核病引起的肛裂应该如何治疗

结核病引起的肛裂，必须先进行系统的全身治疗，然后再对肛裂进行局部处理。如果不治疗全身的结核病感染，仅局部进行治疗，肛裂是不会痊愈的。

107. 结核病肛裂需要全身系统治疗吗？

结核病根据实验室检查就可以得到确诊，依据病史、一般检查、影像学检查、实验室检查等指标，判定它的严重程度。结核病在临床上有初、复治之分，患者有排菌和不排菌之别，结核菌有处于繁殖生长期和休眠静止期之别。针对不同类型不同时期的结核病，需要采取不同的全身治疗方案。

抗结核的药物有作用于酸性环境和细胞内酸性环境的药物，还有作用细菌外的碱性或中性环境的药物。一个合理正规的化疗方案必然有二种或二种以上的杀菌药、合理的剂量、科学的用药方法、足够的疗程，还要规律、早期用药，才能治愈结核病。缺少哪一个环节都会导致治疗失败。

108. 结核病应该如何全身治疗？

（1）早期：对任何疾病都强调早诊断、早治疗，特别是结核病一定要早诊断、早治疗、早期治疗以免组织破坏，造成修复困难。肺结核早期，肺泡内有炎症细胞浸润和纤维素渗出，肺泡结构尚保持完整，可逆性大。同时细菌繁殖旺盛，体内吞噬细胞活跃，抗结核药物对代谢活跃、生长繁殖旺盛的细菌最能发挥抑制和杀灭作用。早期治疗可利于病变吸收消散，不留痕迹。如不及时治疗，小病拖成大病，大病导致不治愈，一害自己，二害周围人。

（2）联合：无论初治还是复治，患者均要联合用药。临床上治疗失败的原因往往是单一用药造成难治患者。联合用药必须要联合二种或二种以上的药物治疗，这样可避免或延缓耐药性的产生，又能提高杀菌效果。既有细胞内杀菌药物又有细胞外杀菌药物，还有适合酸性环境内的杀菌药，从而使化疗方案取得最佳疗效，并能缩短疗程，减少不必要的经济浪费。

（3）适量：药物对任何疾病的治疗都必须有一个适当的剂量。这样才能达到治疗的目的，又不给人体带来毒副作用。几乎所有的抗结核药物都有毒副作用，如剂量过大，血液的药物浓度过高，消化系统、神经系统、泌尿系统，特别是肝肺可产生毒副反应。若剂量不足，血液浓度过低，达不到抑菌、杀菌的目的，则易产生耐药性。所以一定要采用适当的剂量，在专科医生的指导下用药。

（4）规律：一定要在专科医生指导下规律用药，因为结核菌是一种分裂周期长、生长繁殖缓慢、杀灭困难大的顽固细菌，在治疗上必须规律用药。如果用药不当，症状缓解就停停用，必然导致耐药的发生，造成治疗失败，日后治疗更加困难。所以对规律用药必须做到一丝不苟，一顿不漏，绝不可自以为是。

（5）全程：所谓全程用药就是医生根据患者的病情判定化疗方案，完成化疗方案所需要的时间，一个疗程3个月。全疗程一年或一年半。短化疗不少于6个月或10个月。

要想彻底治疗结核病必须遵循以上五个原则：早期、联合、适量、规律、全程，才能确保查出必治、治必彻底。

109. 结核病肛裂如何局部治疗？

结核病除了全身治疗，对于由它引起的局部肛裂也需要根据肛裂的程度加以处理。对于表浅的裂口，可以局部使用抗结核药物，比如利福平，对于深大的裂口需要局部清创后再配合抗结核药物治疗，促进创面愈合。

【专家忠告】

肛裂是指齿状线以下肛管皮肤上的非特异性放射状裂口或溃疡，临床上的典型症状表现为便秘、出血和周期性疼痛。肛裂是临床上常见的肛肠病之一，发病率较高，占肛肠疾病的15%～22%，多见于青壮年人，女性多于男性。早期肛裂是完全可以自愈或治愈的，因此发现早期肛裂后一定要积极治疗，临床上以纠正便秘、缓解肛门括约肌痉挛、止痛、防止感染、促进伤口愈合等为治疗原则。纠正便秘可通过西药口服聚乙二醇散剂、乳果糖口服液等，中成药可口服麻仁软胶囊、首荟通便胶囊等；缓解肛门括约肌痉挛可选用硝酸甘油软膏、地尔硫卓软膏局部外涂，中药熏洗坐浴，针灸等；止痛可以通过亚甲蓝或激素封闭治疗或中药熏洗坐浴；便前、便后进行温水坐浴可以清洁局部，防止裂口感染，再涂敷生肌玉红膏等能促进愈合。如果早期肛裂不及时治疗，导致病情迁延，很容易转变为陈旧性肛裂，此时多需要手术才能根治，会产生不必要的负担和痛苦。更重要的是，要在日常生活中保持良好的生活习惯，这样才会尽可能地防止肛裂发生。

通常情况下，肛裂指单纯的肛管深达括约肌层的纵行溃疡；但在少数伴有其他疾病的前提下，也可能出现符合这一特征的情况，如克罗恩病等。这些特殊的"肛裂"治疗难度更高，因此更加需要及时就医与正确诊治。建议一旦出现此类表现，及时正规就医，避免延误病情。

患者出现肛裂症状后一定要及时到正规医院就诊。医生会根据疾病分期酌情采取饮食指导、局部用药、指法扩肛等方法解除患者痛苦，使得肛裂能够自愈，也会根据患者具体情况适时选取合适的术式，解除患者的病痛，同时保护肛门正常功能。

第五部分

保健——康复保健很重要

1. 如何预防肛裂?

（1）肛裂的主要病因是大便干燥，排便时用力努挣，导致肛门被干硬粪便撕裂。为避免便秘，首先要保持良好的饮食习惯，如多增加膳食纤维含量，多食蔬菜水果，避免辛辣刺激性饮食；其次要养成良好的排便习惯，切忌暴力排便，长时间排便；最后要保持心情舒畅，适当锻炼身体。

（2）有溃疡性结肠炎、克罗恩病等肠道疾病时，要积极治疗，避免并发肛裂。

（3）多参加医学科普活动，对日常生活中常见的疾病有基本的认识。

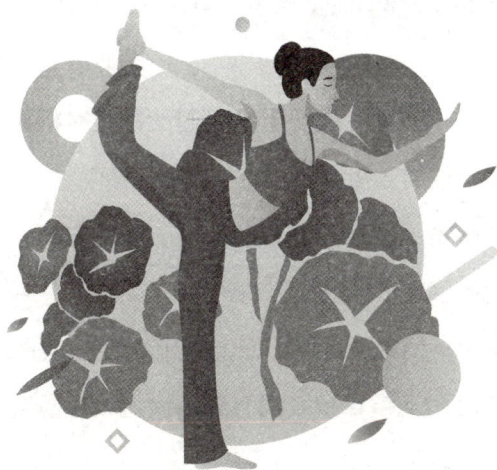

2. 肛裂复发的原因有哪些?

（1）大便干结和排便困难的问题没有根本解决，不良的排便习惯造成肛管皮肤再次受损破裂。

（2）手术方式采取不当，比如肛门括约肌切除宽度不够或直肠黏膜破坏过多，术后肛门狭窄等原因，排便时造成肛管皮肤破裂。

（3）肛管皮肤受到外力刺激造成损伤，感染后形成肛裂。

（4）肛裂术后换药不彻底、创面感染，造成不良愈合。

（5）患者自身原因。瘢痕体质患者、克罗恩病患者等。

3. 日常哪些习惯容易引起肛裂呢?

（1）长期便秘、粪便干结引起的排便时机械性创伤是大多数肛裂形成的直接原因。

（2）感染：急性和慢性肛窦炎、肛乳头炎、内痔和息肉等也会引起感染，导致肛裂的产生。

（3）不良的排便习惯：在上厕所的时候看报纸、玩手机、吸烟，长时间下蹲导致肛门直肠内瘀血，容易造成便秘，进而导致肛裂。

4. 肛裂患者的正确饮食原则是什么？

肛裂是生活中的常见疾病，现在越来越多的人患有肛裂。肛裂患者一定要及时去医院治疗，而治疗期间的饮食也是肛裂治愈的关键。那么，肛裂患者该吃什么呢？专家提供肛裂患者正确饮食原则：多饮水，多纤维，多清淡，忌辛辣和烟酒。

5. 肛裂患者的饮食宜忌有哪些？

（1）忌吃虾、蟹等海鲜发物，煎炒炙烤、炒货均忌食。

（2）宜多食清淡饮食，宜多饮水。

（3）宜多食含纤维素丰富的食物，如青菜、茭白等。

（4）宜多食新鲜水果，以性味清凉为宜，如生梨、甘蔗、香蕉、荸荠等。

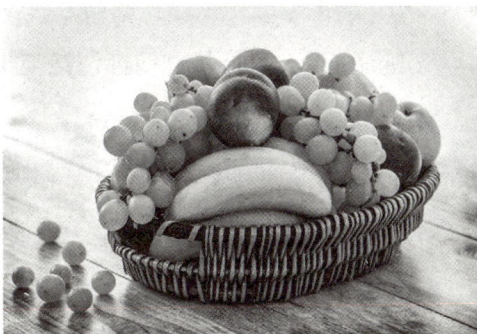

（5）禁吃一切辛辣刺激性食物，如酒、葱、辣椒等。

合理的饮食在治疗肛裂中起到的是辅助作用，但是患者如果要治疗好肛裂，积极配合医生的治疗方案是非常重要的。

6. 非手术治疗患者如何护理？

对肛裂患者，应按肛肠病一般常规进行护理。

（1）注意观察肛门疼痛的性质、程度及持续时间，若疼痛较甚者，应给予止痛剂，并嘱其注意休息。

（2）保持大便通畅，这是肛裂患者在治疗前和治疗中首先要注意的事项。如有大便秘结，要及时给予润肠通便药，如麻仁丸、槐角丸，或用番泻叶、槐米开水冲泡代茶饮。排便时切勿用力过猛，以免损伤肛管皮肤，要养成每日晨起排便的习惯。

（3）养成良好的卫生习惯，勤洗澡，勤换内裤，大便后宜用干净柔软的手纸擦拭肛门，便后或每晚睡前用温水或中药煎剂坐浴，以保持肛门部清洁卫生，又可促进血液循环，减轻疼痛。

（4）Ⅰ、Ⅱ期肛裂患者主要是要养成多食富含纤维素的新鲜蔬菜、水果的习惯，以保持大便成形，使其既不干结也不稀溏。对Ⅲ期肛裂患者应采用指扩法或切扩松解手术，术后可照常进普食，每日晨排成形粪便一次，便后用痔疾洗液坐浴。继而换药，直至创口愈合。

1）坐浴：每次便后以中药汤剂或温热水坐浴，以改善局部血液循环，促进炎症吸收。另外坐浴可解除肛门括约肌痉挛，减少疼痛；可保持局部清洁，促进裂口愈合。

2）止痛：可遵医嘱应用0.5%普鲁卡因溶液10mL在肛门基底做封闭注射，镇痛效果好。也可遵医嘱在溃疡面上涂抹消炎止痛膏，适当应用镇痛剂。

3）扩肛：局部麻醉下，用食指和中指缓慢、均衡地扩张肛门括约肌，使之松弛，逐渐伸入中指，持续扩张5分钟。

出院后注意事项：保持清洁卫生，锻炼身体。增强抗病能力，忌食或少食辛辣肥腻之品，防止复发。

7. 手术治疗的患者如何护理？

（1）指导患者如何预防肛裂。肛裂的主要病因是大便干燥，排便时用力过猛，肛门部皮肤被坚硬的粪便撕裂，久而久之形成恶性溃疡。因此，应多食蔬菜类、多纤维饮食并保持大便通畅。必要时应内服导泻药。排便困难时，可用开塞露灌肠。

（2）及时治疗肛隐窝炎，防止感染后形成溃疡及皮下瘘。

（3）女性月经期应注意卫生，不要参加重体力劳动。妊娠期应多吃水果、蔬菜，防止便秘。生育时保护会阴部，不要撕裂会阴及肛门。

（4）在肛门检查时，如直肠指检，用肛门镜或其他器械时切忌粗暴用力，以防损伤肛管，引起肛裂。

（5）及时治疗克罗恩病、溃疡性结肠炎等肠道疾病，防止并发肛裂。

（6）肛裂患者应养成晨起定时排便的习惯，因为早晨起床后的直立反射和胃结肠反射，促进排便。便后用温水熏洗坐浴，使肛裂创面保持清洁，这是防止肛裂的重要措施。熏洗时要把肛门部浸入药液中，才能冲净肛门部污物，使药物进入肛管，起到消炎止痛、促进伤口愈合的作用。

（7）术后排尿困难，由手术创面刺激、反射性尿道内括约肌收缩所致，常规术后护理即可。

（8）会阴部热敷。

（9）适当使用止痛药。

（10）必要时导尿。

（11）注意术后创面出血。

（12）便后及每日换药，促进创面加快愈合。

8. 肛裂术前如何进行护理?

（1）饮食：可进普食。术前 6～8 小时禁食。

（2）术前必要的检查：各种检验、心电图。

（3）心理准备：心理支持。

（4）肠道准备：清洁灌肠，灌肠时肛管应紧贴肛门疼痛最轻的部位缓慢插入，有条件的医院可以采用结肠透析机，对肠道进行彻底的清洁，尽量减轻患者的痛苦。

（5）皮肤准备：洗肠前和术日晨以温水或肥皂水清洗肛周及会阴。

（6）用药准备：药物过敏试验，术前预防应用抗生素。

9. 肛裂术后如何进行护理?

肛裂这种疾病，依靠吃药是根本没办法治愈的，而且药物对于治疗肛裂所起的作用是微乎其微，完全可以忽略不计的，只有做手术才是治愈肛裂的唯一途径。肛裂术后的护理，也是帮助患者恢复健康的必要条件之一，良好的习惯可以事半功倍。

（1）保持会阴部清洁：术后有 5～7 日需要换药，在排便后可用适量温水坐浴，一日两次，每次 15 分钟即可。

（2）术后饮食：术后的饮食上要以流质、半流质为主，如牛奶、稀饭、稀面条、鸡蛋羹等，可适当吃些水果。饮食宜清淡，少食辛辣、煎炒、油炸、烈酒等不消化和刺激性食物，多食水果、蔬菜等纤维性食物，多饮水，尤其是香蕉、蜂蜜类润肠通便食物。

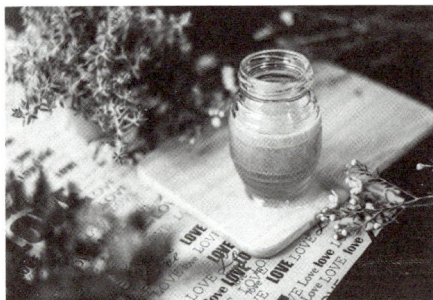

（3）定时排小便，以防止尿潴留：如果 6～8 小时后仍无尿或有憋胀感，常提示尿潴留，建议下腹热敷，以利于尿液排出。

（4）排便要及时：术后如果出现大便干燥，不可自己随便乱用泻药，用药不当不仅会加重便秘而且会形成药物依赖性。请及时询问医生，并做相应的治疗。

10. 肛裂手术后出现并发症的原因有哪些？

肛裂手术后出现一些并发症并非正常现象，所以应该弄清楚这些并发症出现的原因。术后出现并发症的原因很复杂，不同的并发症其原因也不同。搏动性出血是手术中切断了细小的动脉所致，原因很明确。创缘组织水肿，则主要是由于患者机体对创伤的敏感性较高所致，组织受损后炎症反应剧烈，组织渗出、水肿明显。肛裂手术前以排大便肛门剧痛为特点，手术后排大便应该基本无痛或有轻微肛痛，但有部分患者手术后排大便时仍有明显的肛门痛，这主要与患者的身体素质、忍痛能力和神经敏感程度有关，所以体质差的、忍痛能力弱的、平素比较敏感的人在做了肛裂手术后排大便时仍感到肛门痛，但程度还是轻于手术前。至于肛裂术后感染主要有三个方面的原因，一方面是医生手术切口太小，使引流不畅且局部缺氧，利于一些厌氧菌生长繁殖，导致化脓感染。另一方面是患者排大便太勤，一天 2～3 次，或总是在换药后不久即排便，排完大便后又没能及时换药，使伤口被长时间地污染，结果导致感染。还有一个原因就是在换药时未能将纱条压入切口内，导致假愈合而感染（形成皮下瘘管）。

11. 肛裂术后尿潴留如何护理？

患者术后膀胱由于受到麻醉药物的影响，会出现膀胱平滑肌收缩无力的情况，再加上患者精神紧张，不习惯在床上以及病房中排便等因素的影响，会出现尿潴留情况。因此护理人员可根据患者的实际情况给予相关的药物治疗，并帮助患者对下腹部进行热敷，若出现排尿困难的患者可酌情在无菌操作下进行导尿术。

12. 肛裂术后疼痛如何护理?

在患者产生剧烈疼痛之后，告知患者尽可能卧床休息，并选取舒适体位，将肛门卫生护理工作做好。指导患者进行温热盐水坐浴或者中药坐浴，以此改善患者肛门括约肌局部血液循环。在肛门位置涂抹消炎止痛软膏，联合按摩方式加快药物吸收，以此减轻患者疼痛。若患者疼痛加重，则需要根据医生嘱咐给予患者镇痛，严禁患者久蹲久坐。

为解除肛门括约肌痉挛现象，可让患者在排便前进行中药坐浴，排便后使患者坐浴能够对创面进行清洁，患者坐浴的水温应当保持在 50℃ 左右最佳，为防止患者烫伤，坐浴时间应为 25 分钟。对于老年患者以及小儿在坐浴时应当密切观察身体变化，避免出现意外情况。

13. 肛裂术后排便困难如何护理?

术后排便困难发生率仅次于术后疼痛。肛裂患者术后常常伴有肛门疼痛,容易导致患者因惧怕疼痛及出血,不敢排便,从而进一步导致排便困难、便秘,形成疼痛 – 排便困难 – 疼痛的恶性循环。便秘可以产生一系列不良反应,不但使患者产生头晕、恶心等现象,对术后创口的愈合也极其不利,严重影响患者术后恢复情况,患者可能产生恐惧、自卑、抑郁等情绪,对患者的生活质量造成极大威胁。因此,肛裂患者术后保持排便通畅具有非常重要的意义。为防止术后便秘可以从以下几方面进行:①减轻恐惧心理,缓解排便痛苦;②饮食指导,术后 2 ~ 3 天全流质饮食,延长术后第一次排便时间,多饮水,减少肉类及豆制品摄入,减少肠胀气的发生,3 天后逐渐过渡到普食,忌生冷辛辣刺激性食物;③穴位按摩、腹部顺时针方向环形按摩,3 ~ 4 次 / 天,15 ~ 20 分钟 / 次促进肠蠕动;④良好的排便习惯,按时排便,不可久蹲,过度用力,防止增加腹腔压力,必要时使用麻仁软胶囊、杜密克、首荟通便胶囊、液体石蜡等润肠剂,以及结肠透析、开塞露、温软皂液、甘油等灌肠。

14. 肛裂术后局部水肿如何护理?

肛门局部水肿主要考虑为局部静脉及淋巴回流障碍引起。局部水肿可导致疼痛感增加、便秘等不良反应。其护理措施:术后早期为避免伤口感染,可给予生理盐水棉球换药,3 天后给予中药熏洗坐浴,促使皮肤微循环扩张,静脉血液和淋巴回流畅通,促进局部血液循环,缓解伤口疼痛及局部水肿,减少出血。为缓解局部水肿,也可应用高渗盐水局部湿敷,加速创面水分吸收,促进创面愈合,但效果没有中药熏洗坐浴理想。需要强调的是,治疗时需掌握好熏蒸坐浴时间,一般 5 ~ 10 分钟为宜,时间过短则疗效差,时间过长反而导致局部水肿加重肛内括约肌痉挛疼痛。

15. 肛裂术后创面出血如何护理?

肛裂手术后创面出血也较常见,主要考虑为手术创面大,术中止血不彻底,术后局部水肿,伤口愈合缓慢,排便刺激伤口所致。

预防及护理措施:术后 24 小时内适当床上翻身,保持舒适体位,但不宜下床,保持大便通畅,避免大便干硬刺激伤口出血，加强营养支持，提高身体免疫力，中药汤剂熏蒸坐浴止痛止血，利于局部组织修复，促进伤口愈合。给予心理护理，告知少量出血是正常现象，减轻心理负担，如出血量大于200mL，应及早告知医生及时处理。

16. 肛裂术后适合吃什么？

除了上述护理之外，饮食护理同样是肛裂患者术后康复的重要环节。患者术后应当进软食1天，第2天开始给予患者普通食物，告知患者应当多食苹果、猕猴桃、香蕉一类食物，严禁辛辣和煎炸食物，细嚼慢咽，确保排便通畅。

17. 肛裂术后如何调理与保养？

润肠通便的食品选择：建议多吃粗纤维易消化饮食，多吃蔬菜，适量食用性平的水果，如苹果等，少食用性寒凉的水果，可适量食用含油脂丰富的食品，如坚果类、花生、松子、开心果等。

肛裂如果反复发作，会使裂口纤维化，从而形成陈旧性肛裂，导致肛门严重狭窄，这种情况即使大便不硬也可造成肛门裂开，使肛裂进一步恶化，形成恶性循环，要切断恶性循环必须住院手术治疗才能根治长期排便不畅的状况。

18. 肛裂术后如何进行康复锻炼?

（1）不要久站久坐，适当增加运动，特别是提肛运动。

（2）每日定时大便，每次大便时间不宜过长，以5分钟左右为宜。

（3）积极预防、治疗便秘：如果大便干燥，可在医生指导下应用润肠通便药。

（4）积极利用机体的生理反射：肛裂患者应养成晨起定时排便的习惯，因为早晨起床后的直立反射和胃结肠反射，可促进排便。

（5）积极参加各种体育活动，如做操、跑步、打太极拳、练气功等，可防止便秘，预防肛裂。

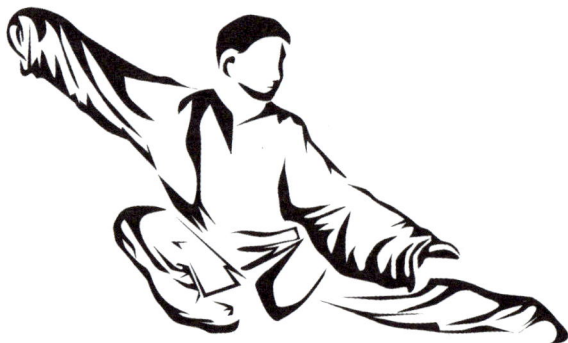

19. 肛裂术后容易感染吗?

众所周知,肛门部细菌多而杂,故患者们普遍认为肛裂手术后可能很容易感染,其实这是误解。从理论上讲,肛管组织具有对肠内细菌的特殊免疫功能,所以尽管肛裂手术切口比较深,一般也不会感染。但是具体问题要具体分析,肛裂手术的方法不同,感染的概率也不同,如做肛裂侧切术,刀口缝合,患者痛苦小、疗程短,但无菌条件要求高,否则容易感染,在临床上发生感染的也正是那些伤口缝合者。做肛裂切除术,刀口敞开不予缝合,患者痛苦相对大,但无菌条件要求不高,感染者鲜见。总之,肛门裂手术不缝合刀口者,只要遵从医嘱,坚持换药,一般是不会感染的。

20. 肛裂患者便后肛门局部如何处理?

(1)清洗坐浴。本法是肛门保健的措施之一。可用温热清水或中药坐浴,配合肛门收缩,每次 15 ～ 20 分钟。中药坐浴熏洗方可根据具体情况酌情选用具有清热解毒、燥湿止痒、消肿止痛等功效的药物。坐浴不仅可以洗净肛门皮肤褶皱内的大便残渣,还能促进局部血液循环,减轻局部水肿和疼痛，对预防肛门疾病的发生有重要作用。

（2）常规换药。肛周常规碘伏消毒，塞美辛唑酮红古豆醇酯栓，一日2次，每次1粒，纳肛。凡士林纱条填塞切口底部，防止切口假性愈合。

（3）收缩肛门。排便后有意识地做3～5次肛门收缩，促进局部血液循环，可增强肛门括约肌功能，消除疲劳，缓解肛门括约肌痉挛症状，有利于肛裂愈合。

21. 坐浴对肛裂有什么好处？

一旦出现肛裂，患者可通过热水坐浴的方法改善，便后热水坐浴是防治肛裂的有效简易措施。肛裂便后的长时间疼痛主要是肛门内括约肌痉挛所引起的，用热水坐浴后通过热的物理作用可使痉挛缓解而使疼痛好转，这是一种行之有效的方法。

操作方法：在较深的盆具内盛40℃的温开水或沸水1000mL加中药汤剂熏洗坐浴，让患者坐入盆内15～20分钟。肛门部一定要浸泡在热水里，既能解痛又可洗净肛门污物，如有条件采用激光坐浴机熏洗坐浴，效果更佳。

22. 常用的中药坐浴疗法有哪些?

便前、便后坐浴,取肤芩洗剂 10mL 加水稀释至 300mL 熏洗坐浴,一日 1 ～ 2 次,每次 10 ～ 30 分钟。坐浴可使肛门括约肌松弛,减轻疼痛,改善局部血液循环,促进炎症的吸收,有利于肛裂的愈合。也可选用中药配合坐浴,常用的中药处方有:

(1)制乳香、制没药、仙鹤草、延胡索、赤芍、苦参、防风各 20g,明矾、五倍子各 10g。

(2)蒲公英、败酱草、紫花地丁、金银花、赤芍、黄柏、黄芩各 30g,明矾、五倍子各 10g。

(3)黄芩、黄柏、苍术、当归、川芎、丹参、黄芪、白芷、延胡索各 20g,制乳香、制没药各 10g,地榆、槐花各 15g,冰片 5g。

(4)金银花、野菊花、鱼腥草、白花蛇舌草各 20g,槐花或槐角 15g,白及 30g,冰片 5g。

将药洗净,放入锅中,加清水适量,浸泡 5 ～ 10 分钟后,水煎取汁放入盆中,纳入冰片或白矾拌匀,待温时坐浴,每日 2 或 3 次,每次 10 ～ 30 分钟,连续用 1 ～ 2 周。

23. 肛裂在日常生活中该如何预防?

肛裂是肛门病中较疼痛的一种,且可伴发许多肛门不适。因此要注意生活保健护理。

(1)保持大便通畅,要养成每日定时排便的习惯,发现大便燥结时,切忌努力排便,而要用温盐水灌肠或开塞露注入肛内润肠通便。

(2)及时治疗肛隐窝炎症,以防止感染后形成溃疡和皮下瘘。

(3)及时治疗引起肛裂的各种疾病,如溃疡性结肠炎等病症,防止肛裂发生。

(4)用肛门窥器作检查时,切忌粗暴操作,损伤肛管。

(5)要少喝酒,不吃辛辣刺激的食物,食不可过精,要粗细粮搭配,蔬菜水果等富含纤维的食物尽量多摄入,可使大便保持正常。

24. 肛裂在日常生活中该如何进行保健?

(1)注意卫生:保持肛门处卫生,便后应及时清洗肛门,勤洗澡,勤更换内裤,可有效地防止感染。

（2）大便通畅：长期便秘是引起肛裂的最主要病因，因此，保持大便通畅，对该病的预防至关重要，患者应养成每日排便习惯，定时排便，适当地增加户外活动。

（3）女性月经期应注意卫生，不要参加重体力劳动。妊娠期应多吃水果、蔬菜，防止便秘。生育时要注意保护会阴，不要撕裂会阴及肛门。

（4）肛裂经久不愈，或疼痛难以忍受时，可到医院作封闭注射，镇痛效果较好。也可在局麻下行肛裂切除手术。

25. 如何进行小儿肛裂的预防？

（1）培养小儿按时排便的良好习惯：要选择家长和儿童时间都不紧张时排便，并每日耐心地按时进行，可养成按时排便的习惯。

（2）让小儿有适当的活动量：新生儿后期，可让小儿空腹时进行俯卧，婴儿稍大，就可让其在床上翻滚爬动，这不仅有利于预防便秘，而且对小儿健康发育也有好处。

（3）进行科学喂养：小儿的膳食应当结合其生理特点，满足生长需要，保障机体健康，因此要有合理的膳食结构。小儿固然要摄入足够的蛋白质，但也必须摄入适当比例的碳水化合物和含纤维素的新鲜蔬菜，这对预防小儿便秘有较大作用。

（4）保持局部清洁卫生：小儿发生了肛裂，父母应在小儿每次大便后用柔软的卫生纸轻轻擦干净，之后在医生的指导下用温生理盐水坐浴 10 ～ 20 分钟或外涂药膏，能起到局部消毒和加速裂口愈合的效果。

26. 肛裂如何合理饮食？什么食物能起到保健作用？

（1）调理饮食：长期便秘是引起肛裂的最主要病因。因此，保持大便通畅，对该病的预防至关重要。合理安排膳食，应多食新鲜水果、蔬菜及粗纤维食物，少食或忌食辛辣和刺激饮食。适当增加运动量，增加肠胃蠕动。同时，多饮水可保证胃肠道有丰富的消化液分泌，有利于胃肠蠕动，防止便秘。

（2）注重食疗：常食用粗纤维食物可刺激胃肠蠕动，有利于排便。一些具有补血润肠作用的食物如桂圆肉、大枣、胡桃、胡麻、木耳、桑仁、松仁等可以常食，也可制成药膳食疗方食用，如桂圆肉粥、胡麻饼、松仁炒玉米等，可润肠通便，促进裂口愈合。

（3）肛裂食疗（以下资料仅供参考，详细需咨询医生）

1）马齿苋莱菔子饮：组成有马齿苋、莱菔子。将马齿

苋、莱菔子分别洗净，置
入锅中，加清水 500mL，
急火煮开 3 分钟，文火煮
20 分钟，滤渣取汁，分
别服用。功效为清热解
毒，通便润肠。适用于肛
裂初发，肛门红肿者。

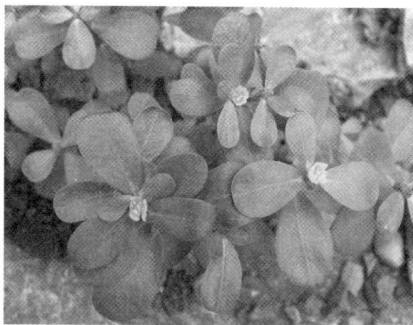

马齿苋

2）蒲公英米粥：组
成有蒲公英、粳米。将蒲公英洗净，切成细末，置入锅中，
加清水 500mL，加粳米，急火煮开 5 分钟，改文火煮 20 分钟，
成粥，趁热食用。功效为清热解毒。适用于肛裂早期，肛门
肿痛、便后出鲜血者。

3）金银花米粥：组成有金银花、粳米。将金银花洗干
净，置入锅中，加清水 500mL，加粳米，急火煮开 5 分钟，
改文火煮 20 分钟，成粥，趁热食用。功效为清热解毒。适用
于肛裂早期，见有便后出血鲜红者。

27. 肛裂患者需要忌口吗？

日常生活中有很多人面临着肛裂的困扰，患上肛裂后，
患者经常会出现疼痛、便血等不适，还有一些人在排便时过

于用力，也易引发或加重肛裂，严重时甚至引起肛裂出血。肛裂患者日常生活中的六点饮食宜忌如下。

（1）忌食辛辣刺激、油腻、生冷及热性食品。如辣椒、大蒜、烟酒、豆制品、羊肉，以及冷饮、凉拌菜等。

（2）不宜食用煎烤的食物，如油煎的食物及炒货等。

（3）不宜食温补之品，而宜食滋补之品，如核桃、莲子、大枣等。

（4）宜食用纤维素较为丰富的及具有润肠作用的食物，如荠菜、白木耳等。

（5）宜食易于消化而质地较软的食物。

（6）宜食用偏凉性的食物，如蔬菜、水果等。

28. 肛裂有哪些药膳调补？

（1）生地黄三七粳米粥：生地黄 20g、三七粉 5g、粳米 100g、白糖 20g。将生地黄加适量水煎煮 40 分钟，去渣取汁，与粳米同入锅中，煎煮成粥，粥成时调入三七粉、白糖，搅匀即成。功效：清热凉血，止血润肠。适用于热结肠燥型肛裂。

（2）菠菜桑椹芝麻粥：菠菜 250g、桑椹 50g、芝麻 50g、粳米 100g，精盐、味精各适量。将芝麻用热锅炒熟，碾碎备用。将粳米、桑椹与菠菜一同放入锅内，倒入适量清水，置武火上煮，水沸后改文火继续煮至米开花时，放入芝麻、精盐、味精稍炖即成。功效：养血，润肠，通便。适用于血亏肠燥型肛裂，对肛裂伴有贫血者尤为适宜。

（3）桃仁当归粥：当归30g、桃仁10g、粳米100g、冰糖适量。将当归、桃仁微火煎煮半小时，去渣、留汁，备用。粳米中加适量水，和药汁煮成稠粥，加冰糖适量。功效：养血，润肠，通便。适用于血亏肠燥型肛裂，对肛门肿痛明显者尤为适宜。

（4）核桃仁乌鸡粥：乌鸡（母鸡）1只、核桃仁30g、粳米100g，精盐。将乌鸡煮烂。将核桃仁加水粉碎，取滤汁。以乌鸡汁加米煮粥，米熟后加入核桃仁汁再煮，加入精盐稍煮即成。功效：养血，润肠，通便。适用于血亏肠燥型肛裂。

（5）决明子黄连茶：决明子30g、黄连3g、绿茶2g。用沸水冲泡，加盖闷10分钟即成。频频饮用，可冲泡3～5次，当日饮完。功效：清热凉血，止血润肠。适用于热结肠燥型肛裂。

（6）生地槐花饮：生地黄15g、槐花10g、地榆炭12g、蜂蜜20g。将生地黄、槐花、地榆炭加适量水，煎煮2次，每次30分钟，合并滤液，调入蜂蜜即成。功效：清热凉血，止血润肠。适用于热结肠燥型肛裂，对肛裂便血明显者尤为适宜。

（7）槐花凉血饮：陈槐花 20g、粳米 50g、红糖适量。将陈槐花用文火烘干，研成末。将粳米熬取浓米汤，加入红糖、陈槐花末，搅匀即可饮用。功效：清热凉血，止血润肠。适用于热结肠燥型肛裂，对肛裂便血明显者尤为适宜。

（8）四物火麻仁蜜饮：当归 15g、生地黄 12g、熟地黄 15g、火麻仁 30g、蜂蜜 30g。将当归、生地黄、熟地黄、火麻仁加适量水，煎煮 2 次，每次 30 分钟，合并滤液，调入蜂蜜即成，对大便干燥者尤为适宜。功效：养血，润肠，通便。适用于血亏肠燥型肛裂。

（9）生首乌蜂蜜饮：生首乌 30g、蜂蜜 20g。将生首乌研末，调入蜂蜜，搅匀即成。功效：养血，润肠，通便。适用于血亏肠燥型肛裂。

29. 肛裂患者日常生活中该如何进行体育锻炼？

经常参加多种体育活动如广播体操、太极拳、气功等，能够增强机体的抗病能力，减少疾病发生的可能，对于肛裂也有一定的预防作用。这是因为体育锻炼有益于血液循环，可以调和人体气血，促进胃肠蠕动，改善盆腔充血，防止大便秘结，预防肛裂。另一方面可以用自我按摩的方法改善肛门局部血液循环。方法有两种：一种是临睡前用手自我按摩尾骨尖的长强穴，每次约5分钟，可以疏通经络，改善肛门血液循环；另一种方法是提肛运动，有意识地向上收缩肛门，早晚各1组，每组做30次，这是一种内按摩的方法，有运化瘀血、锻炼肛门括约肌、升提中气的作用。

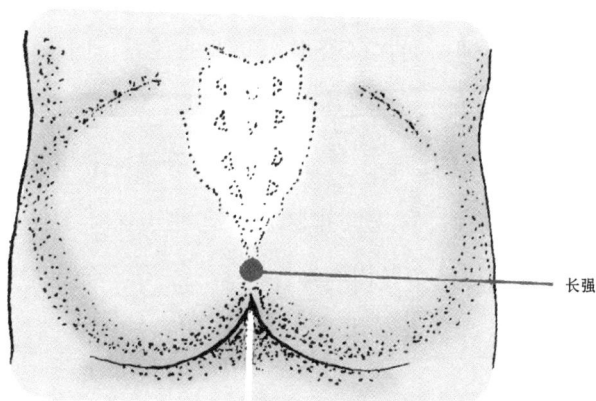

长强

30. 肛裂患者日常生活中该怎样调理自己的心情？

肛裂患者应养成晨起定时排便的习惯，因为早晨起床后的直立反射和胃结肠反射，可促进排便。另外加强对肛裂卫生知识的了解，详细了解该病的发病机制、转归及愈后，以缓解自己内心的紧张心情，增强与疾病作斗争的信心，从而保持心情舒畅、平和。

31. 肛裂患者日常生活中该如何护理?

（1）大便通畅：保持大便通畅，对该病的预防至关重要，患者应养成每日排便习惯，定时排便，适当地增加户外活动，必要时可服缓泻剂。

（2）调整心理：加强肛裂卫生知识的宣教，向患者详细讲解该病的发病机理、转归及愈后，以缓解患者的紧张心情，增强与疾病作斗争的信心，从而保持心情舒畅、平和。

（3）调理饮食：合理安排膳食，有利于保证大便通畅，应多食新鲜水果、蔬菜及粗纤维食物。

（4）注重食疗：常食用粗纤维食物可刺激胃肠蠕动，有利于排便。

（5）注意卫生：保持肛门处卫生，便后应及时清洗肛门，勤洗澡，勤更换内裤，可有效地防止感染。

（6）坚持坐浴：便前、便后均用沸水 1000mL 加痔疾洗液 60mL 熏洗坐浴或以 1：5000 高锰酸钾温水坐浴，温水为 43℃～46℃，每日 2～3 次，每次 20～30 分钟。

32. 为什么肛裂患者在大便后要清洗肛门?

肛裂患者排便时,由于粪块的刺激,肛门括约肌容易发生痉挛,促使粪块嵌入创口,从而刺激了肛门部的末梢神经,引起剧烈的疼痛。因此,在便后一定要清洗肛门部位,保持肛门部清洁卫生。清洗肛门可用:①沸水 1000mL 加痔疾洗液 60mL,每次大便后坐浴;②1:5000 高锰酸钾溶液;③温热水;④温热淡盐水;⑤中药汤剂。用以上药物在大便后清洗裂口中的残留粪便,这样做既可减轻疼痛,又有利于伤口的愈合,是防治肛裂的重要措施之一。

33. 老年人患有肛裂在生活中应注意哪些方面?

运动方面:生命在于运动。老年性便秘的产生往往是因为年老体衰之后,膈肌、腹肌、肛提肌的张力及收缩力减弱,从而使排便动力减低而引起。所以,老年人应该积极参加锻炼,如进行太极拳等轻松自如的体育锻炼,加强自身的机体功能,才能加速肠道的蠕动,改善便秘的症状。

饮食方面:老年齿落,多不能咀嚼富有纤维素的蔬菜、水果。因此,就会偏食一些无纤维素食物,结果必然会因吃得少和缺乏纤维素而使食物对肠道的刺激量减弱，从而形成便秘。因此，老年人患有肛裂后，应多吃一些含纤维素的食物，不可吃得太精。这样，才有利于改善便秘，加速肛裂裂口的愈合。

药物方面：不少老年人苦于粪便干结，排出困难，便长期服用泻药，一旦停用，反而加重便秘。如此就更加依赖泻药，结果使肠壁的应激性越来越低。不吃泻药或灌肠，粪便就停留在直肠内，甚至可形成嵌顿式粪便结石，压迫肛门而产生里急后重，刺激直肠而产生分泌增多，不时从肛门流出黏液，形成所谓"假性腹泻"。因此，老年人如果患有肛裂而出现便秘后，应适当服用一些润肠通便的药物，切不可长期服用大黄、果导片之类的泻药。否则，只能加重便秘，影响疾病的早日康复。

34. 产后如何预防肛裂?

（1）产后便秘、肛裂是新妈妈的常见病和多发病，往往给新妈妈带来许多难言的痛苦。所以对于肛裂，还是以预防为主的，养成良好的生活习惯，就可以让新妈妈免受肛裂之苦。

（2）有人认为早餐后 20 分钟或晨起后是排便最佳时间。

排便时间须相对固定，从而有助于形成定时排便和条件反射，使排便容易。

（3）调节饮食结构，新妈妈在食鸡、鱼、肉、蛋等高蛋白质食物基础上，合理搭配一些含纤维素较多的食物，如粗粮、新鲜蔬菜。适当选食土豆、红薯等，也有利于大便通畅。多喝水，吃植物油，能直接润肠，后者在肠道中分解的脂肪酸也有刺激肠蠕动的作用，利于排便。

（4）少吃辛辣刺激食物。

35. 产后肛裂如何保健？

饮水疗法是防止便秘最有效而廉价的方法。按成年人的生理需要，每天摄入的液体量应达到 2000 ～ 3000mL，这在秋季气候干燥时显得格外重要。饮用的可以是白开水、淡盐水、蜂蜜冲水和饭前饭后的汤水。不宜过多饮用浓茶或含咖啡因的饮料。

用右手指涂上适量具有润滑作用的肛泰软膏或复方多黏菌素 B 软膏，先在肛周轻轻按揉 1 分钟左右，然后将示指缓缓伸入肛门内约 2 个指节，将伸入肛内的示指向前后左右 4 个方向扩肛，持续 3 分钟，对有裂口及内括约肌瘢痕纤维化时要适当加压用力，有利于内括约肌松解。扩肛后，再在肛管口涂适量痔疮药膏。

发生便秘时，可服蜂蜜、麻仁软胶囊以润肠通便，每次排便前于肛门内挤入开塞露再排便。适当吃梨、茨菇、香蕉以增强肠道水分。肛裂者可在便后用温水坐浴 15 ～ 20 分钟，在肛裂处涂九华膏等收敛消炎药。排便时注意用力不要过猛，手纸应柔软，以免擦伤肛门皮肤。必要时可手术治疗。

36. 产后便秘形成肛裂该如何调理？

产后肛裂不仅会引起产妇局部疼痛和出血，还会反过来加重便秘。这两个方面的因素又会影响到产妇情绪和哺乳，对新生儿也有所不利。所以，产后一方面要注意防范便秘，另一方面要加强观察，若有肛裂应及早治疗，争取最佳预后。

产后便秘的影响因素：

（1）分娩过程中造成的会阴部损伤，使得产后局部疼痛。

（2）产后卧床时间长，活动不足。

（3）产后吃得过于精细或过于滋补，很少吃新鲜蔬菜。

排便后用 1 ∶ 5000 高锰酸钾温水坐浴，保持局部清洁；使用缓泻剂或石蜡油，使大便松软、润滑；增加饮水和多纤维食物，以纠正便秘，保持大便通畅；肛裂局部麻醉后，患者侧卧位，先用示指扩肛后，逐渐伸入两中指，维持扩张 5

分钟。扩张后可解除括约肌痉挛，扩大创面，促进裂口愈合。

37. 肛裂术后如何加快创面恢复？

肛裂术后，因创面较大，恢复时间较长，为促进切口愈合，我们需注意以下几点：

（1）加强营养。一般建议术后根据医嘱要求恢复饮食，不能因惧怕疼痛而节制饮食。

（2）适当活动。术后适当活动，有利于创面渗液排出，也利于改善局部血液循环，减轻组织水肿。

（3）保持创面清洁，防止感染。便后及时清洗，并局部用药物如苦参汤熏蒸坐浴清热除湿、化瘀止痛。

（4）积极治疗基础疾病。若合并有糖尿病、贫血、低蛋白血症等，需积极治疗，防止切口经久不愈形成新的裂口溃疡。

（5）坚持换药。术后积极配合医生坚持换药非常重要，可以有效避免创面愈合不良情况。

38. 肛肠病患者如何进行生活调理？

肛肠病是很多人心中难言的痛，不仅影响了正常的生活工作，更加影响人的心理健康。因此，肛肠病患者要学会进行生活调理。

（1）肛肠病患者要保持大便通畅和柔软。正常情况下，大便应一日1次。长时间不排便，粪便就会在结肠、直肠内停留，水分被重吸收，容易干燥秘结。大便过于频繁，会因排便刺激加重疼痛和损伤。肛裂患者绝大多数都伴有习惯性便秘，为使粪便变稀，经常服用果导、大黄等泻药，这些泻药都有泻后引起便秘的副作用，以致肛裂越来越重。同时，患者要合理调配饮食习惯，注意饮食多样化，多吃五谷粗粮、果肉蔬菜，尤其要多食含有丰富纤维素和维生素的食物。

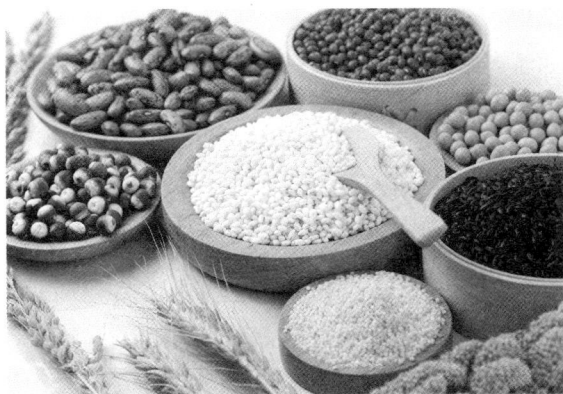

（2）肛肠病患者要养成晨起定时排便的习惯，因为早晨起床后的直立反射和胃结肠反射，可促进排便。

（3）生活起居有规律，尽量使工作、学习、休息、睡眠保持有规律。避免持续的精神紧张及情绪波动。

（4）晨起参加多种体育活动如做操、跑步、打太极拳、练气功等，可防止便秘，预防肛裂。

（5）便后用温水熏洗坐浴或用祛毒汤、止痛如神汤熏洗，使肛裂创面保持清洁，这是防治肛裂的重要措施。熏洗时要把肛门浸入药液中，才能洗净肛门污物，使药物进入肛管，起到消炎、止痛，促进裂口愈合的作用。

总之，肛肠病患者一定要注意自己的生活习惯，好的习惯是恢复健康的捷径。

39. 为什么良好的饮食、生活习惯是防治肛肠病的基础？

良好的饮食习惯对肛肠疾病手术治疗后的恢复及预防肛肠疾病的发生具有重要意义。

（1）多食蔬菜水果，少食辛辣刺激、温补、温燥食物，少饮酒类。

（2）定时晨起大便，保持大便通畅，切忌临厕努挣，正常大便一般每日晨起一次，时间在 5～10 分钟为宜，便后坐浴 5 分钟左右。

（3）避免久坐，久蹲、久站，每日提肛 2～3 次，每次 3～6 分钟。

40. 肛肠病患者应如何注意生活起居？

（1）居室环境要求，居室经常通风有利于肛肠病患者的康复，不要终日彻夜关门闭户。

（2）肛肠病患者的穿着以适体、舒适、实用、穿脱方便为原则。贴身衣服最好用棉布或棉织品、易吸汗的内裤。

（3）患者要有充足的睡眠，睡眠有益于肛肠病患者的康复。

（4）避免不良生活方式，如排便时间过长、久站、久坐、暴饮暴食、过食辛辣、情绪激动、房事过频，忍精不泄等。

（5）注意少吃烟熏食品，油炸食品，及过于辛辣、刺激性太强、不好消化的食品，减少直肠癌发生率。

（6）安排好痔疮患者的业余生活，养花、养鱼、绘画、运动等。

41. 肛肠病术后为什么吃猪蹄愈合快？

肛肠病手术为了防止术后伤口感染，一般多选用手术伤口敞开、不缝合，也叫开放性切口，常常愈合较慢。猪蹄营养很丰富。据食品营养专家分析，每100g猪蹄中含蛋白质15.8g、脂肪26.3g、碳水化合物1.7g。猪蹄中还含有维生素A、B、C及钙、磷、铁等营养物质，尤其是猪蹄中的蛋白质水解后，所产生的胱氨酸、精氨酸等11种氨基酸之含量均与熊掌不相上下。中医认为，猪蹄性平，味甘咸，具有补血、填肾精等功能，适宜年老体弱、血虚者食用。

猪蹄中含有丰富的胶原蛋白，这是一种由生物大分子组成的胶类物质，是构成肌腱、韧带及结缔组织中（即人们常说的"筋"）最主要的蛋白质成分。猪蹄中的胶原蛋白被人体吸收后，能促进皮肤细胞吸收和贮存水分，防止皮肤干涩起皱，使面部皮肤显得丰满光泽。汉代名医张仲景有一个"猪肤汤"，就指出猪皮有"和血脉，润肌肤"的作用。经常食用猪蹄，增加皮肤活力，改善全身的微循环，对于手术及重病恢复期的老人，有利于组织细胞正常生理功能的恢复，加速新陈代谢，促进伤口愈合。但患有慢性肝炎、胆囊炎、胆结石的老年人最好不要多吃猪蹄，否则会使原有病情加重或诱使旧病复发。

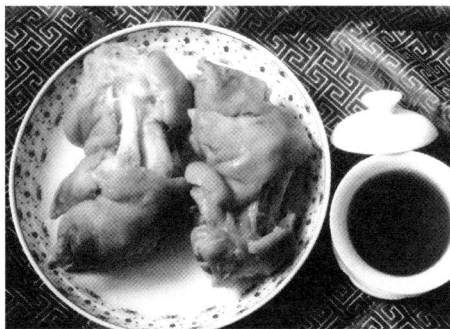

42. 便秘患者应如何注意生活起居？

提起便秘，相信很多人都曾深受其苦。也许人们觉得它不登大雅之堂，又不似其他疾病那样给身体带来直接的危害，久而久之，成了难言之隐。对于无器质性病变的便秘患者，关键在于养成合理的饮食和生活习惯。

（1）增加含纤维素较多的蔬菜和水果，如菠菜、油菜、芹菜、白菜、以及香蕉、白梨等。

（2）适当摄取粗糙、多渣的杂粮，如玉米、红薯、标准粉、大麦米等。

（3）每天多饮水，每天饮用凉开水 2000～3000mL。油脂类食物、蜂蜜均有助于便秘的预防和治疗。

（4）要养成良好的排便习惯。坚持每天晨起按时排便，建立良好的排便规律，有便意不要错过，排便时要一心一意，不要边排便边读书、看报或吸烟。

（5）生活工作要合理安排，劳逸结合，适当参加文体活动，尤其是久坐少动及精神高度集中的脑力劳动者，适当的体育锻炼更为重要。

（6）保持愉快的心情，乐观向上的精神风貌，有利于规律生活。

（7）克服不良的排便习惯。排便时不能急于求成，匆忙了事。应逐渐克服常用泻剂和洗肠的习惯。

43. 结肠炎患者应如何注意生活起居？

俗话说，"好汉架不住三泡稀"，这话很有道理。一个人要是一连拉上几次稀，就会头昏眼花、全身无力，严重时还能发生脱水。因此，合理安排好患者的生活起居尤为重要。

（1）饮食宜以清淡、富营养、易消化食物为主，可食用一些对消化吸收有帮助的食物，如藕粉、豆腐脑、米粥、面条、鸡蛋羹、山楂、山药、莲子、白扁豆等。忌食难消化或者清肠滑肠的食物，如菠菜、韭菜、香蕉等。

（2）严重腹泻者，要卧床休息，注意多给患者喝些水，如淡盐开水或果子汁。

（3）饮食应做到少食多餐、细嚼慢咽，以利机体消化吸收。不食不洁食物，定时定量进食，不暴饮暴食，不宜食肥甘厚味。

（4）少吃一些多纤维的蔬菜如芹菜、韭菜、豆芽等，吃了反而会加重腹泻。

（5）忌吃生冷、辛辣、油炸的食品，如大蒜、生姜、烟酒等，虽然大蒜有杀菌作用，但对胃肠道有很强的刺激性。

（6）不宜吃茶蛋、牛奶、粗粮和坚果，不好消化，会增加肠道中的残渣，不利于病情恢复。

（7）起居有常，饮食有节，注意调畅情志，保持乐观心态，注意减少精神压力。

（8）对腹泻严重者，应注意肛门卫生清洁，便后温水坐浴，并用吸水性强的软纸擦干净，防止感染。

44. 痔疮术后如何运用食疗进行调养？

（1）菠菜粥：菠菜加米 250g，将菠菜洗净，在沸水中烫一下捞出，切成段，将米淘净，放入锅内煮至半熟时，将菠菜放入，直至煮成粥，最后放些盐和味精。

（2）槐花芹菜甜粥：槐花 20g，净芹菜 50g，粳米 30g，白糖适量，做成粥。每日 1 次，早餐顿食。

（3）大蒜白术粳米粥：蒜头 30g，白术 20g，粳米 100g。每日 2 次。

（4）芝麻枣汤：黑芝麻、黑枣各 9g，黑豆 30g，同煮汁服食，每日 1 剂。

（5）荸荠汤：鲜荸荠（马蹄）500g，洗净，加红糖 90g 及水适量，煮沸 1 小时取荸荠汤，每日 1 次或分次服完。或每日吃鲜荸荠 200g。

（6）黄鳝汤：黄鳝250g，去内脏洗净后加酒等调料煮羹食。

（7）香蕉树芯大肠汤：大肠250g，香蕉树芯适量，将之洗净、切碎，放锅内煮汤调味服食，每日1次，连服数日。

（8）木耳柿饼汤：黑木耳10g，柿饼50g，红糖50g，同煮汤服食，每日1剂，连服5～6日。

（9）柿饼2～4个，加水煮烂后当点心吃，每日2次。

45. 痔疮手术后有哪些饮食宜忌?

（1）忌食辛辣刺激、油腻、生冷及热性食品。如辣椒、大蒜、烟酒、豆制品、羊肉，以及冷饮、凉拌菜、毛蚶等。

（2）不宜食用香燥煎烤的食物，如油煎的食物及炒货等。

（3）宜食用偏凉性的食物，如蔬菜、水果等。

（4）宜食用纤维素较为丰富的及具有润肠作用的食物，如荠菜、白木耳等。

（5）宜食易于消化而质地较软的食物。

（6）不宜食温补之品，而宜食滋补之品，如核桃、莲子、大枣等。

46. 肛裂术后怎样运用食疗进行调养？

（1）桃仁当归粥：当归 30g，桃仁 10g，粳米 100g，冰糖适量，煮成稠粥，加冰糖适量后即可食用。每日 2 次。

（2）芝麻酱拌菠菜：菠菜 500g 煮熟，芝麻酱 50g，酱油、姜末、味精适量，凉拌吃。

（3）凉拌鲜藕：鲜藕 100g，洗净后切片，加适量砂糖浸渍片刻后即能食用。

（4）芝麻饮：芝麻略炒，冷后研成末，装入瓶中待用。每次用芝麻 2 汤匙，白糖适量，开水冲服。

（5）蜜炙木耳：白木耳 50g，蜜糖 30g，先将白木耳加水文火煮烂，后加蜜糖溶化，每日 1 碗。

（6）胆豆丸：猪胆汁 500g，绿豆 500g。将绿豆放入猪胆汁内浸透，然后放入烘箱或新瓦上烘干，研成粉末，装入胶囊内。每粒胶囊含药 0.4g。每次服 3 粒，每日 2 次，温开水冲服。

47. 肛裂手术后有哪些饮食宜忌？

（1）宜多食清淡饮食，宜多饮水。

（2）宜多食新鲜水果，以性味清凉为宜，如生梨、甘蔗、香蕉、荸荠等。

（3）宜多食含纤维素丰富的食物，如青菜、茭白等。

（4）忌吃虾、蟹等海鲜发物，煎炒炙烤、炒货均忌食。

（5）禁吃一切辛辣刺激性食物，如酒、葱、辣椒等。

48. 直肠癌在饮食方面应该注意哪些？

因为从饮食中摄入的动物脂肪越多，溶解和吸收致癌物质的危险性就越大。高脂肪饮食可增加肠道内胆汁酸的分泌，后者对肠道黏膜有潜在的刺激和损害。如果长期处在这种刺激和损害中，可能诱发肿瘤细胞的产生，导致大肠癌。

所以，直肠癌患者在饮食起居方面应该注意：

（1）少吃或不吃富含饱和脂肪酸和胆固醇的食物。包括：猪油、牛油、鸡油、羊油、肥肉、动物内脏、鱼籽、鱿鱼、墨鱼、鸡蛋黄以及棕榈油和椰子油等。

（2）植物油如花生油、豆油、芝麻油、菜籽油等，限制于每人每日 20～30g（2～3 汤匙）。

（3）不吃或少吃油炸食品。

（4）适量食用含单不饱和脂肪酸的食物，如橄榄油、金枪鱼等。

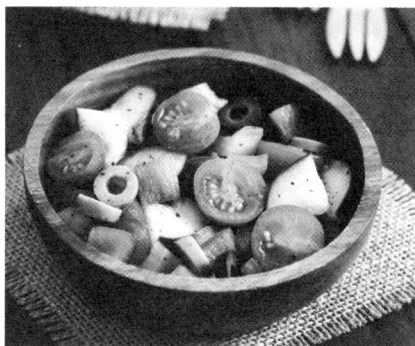

（5）在烹调过程中，避免将动物性食品和植物油过度加热。

（6）多吃富含膳食纤维素的食物。如：魔芋、大豆及其制品、新鲜蔬菜和水果、藻类等。

（7）在维持主食量不变的前提下，用部分粗粮替代细粮。

（8）摄入维生素和微量元素。维生素和微量元素作用不可小视，科学研究表明，维生素 A、β—胡萝卜素、维生素 C、维生素 E、微量元素硒等在预防恶性肿瘤方面都有潜在的作用。

（9）多吃新鲜蔬菜和水果，以补充胡萝卜素和维生素 C。

（10）适量食用核桃、花生、奶制品、海产品等，以补充维生素 E。

（11）注意摄取麦芽、鱼类、蘑菇等富含微量元素硒的食物。

（12）如果因各种原因，难以保证上述食物的摄入，可适量补充维生素和矿物质合剂。

49. 大肠癌患者应如何注意生活起居？

（1）保持积极乐观的心态，一定要正视现实，树立战胜癌症的信心。要在医务人员的指导下，正确制定一个完整系统的治疗方案，既不能麻痹大意，也不要心急乱投医，瞎吃药。

（2）饮食宜多样化，养成良好的饮食习惯，不偏食，不挑食，不暴饮暴食，不要长期食用高脂肪、高蛋白饮食，经常吃些含有维生素和纤维素的新鲜蔬菜，可能对预防癌症有重要作用。

（3）宜吃牛奶、鸡蛋、瘦肉、动物肝脏、豆制品、新鲜的蔬菜水果等。少吃烟熏食品，油炸食品，不好消化的食品。忌吃辛辣刺激性食物，如葱、蒜、韭菜、姜、花椒、辣椒、桂皮等。

（4）应重新安排自己的生活，日常起居，所接受的治疗都做到规律化，还要从多方面培养生活兴趣和爱好，寻求新的精神寄托，做到生活有序，饮食有节，对病情的康复也会起到积极的作用。

（5）要养成良好的饮食习惯，改正不良习惯，下决心戒掉饮酒抽烟的嗜好，不吃盐腌、烟熏火烤以及发霉的食物，保持大便通畅，定时测量体重。

（6）加强营养，增强自身修复能力。补充足够的热量和充足的维生素及无机盐，特别是维生素 C、A 和 E，另外，直肠癌患者要多食蔬菜和水果。饮食宜定时定量，少食、多餐，多吃易于吸收消化的食物。

（7）要经常锻炼身体，提高免疫力。适当参加健身活动，不仅增加机体免疫力，还可消除抑郁的情绪。但运动应量力而行，循序渐进。

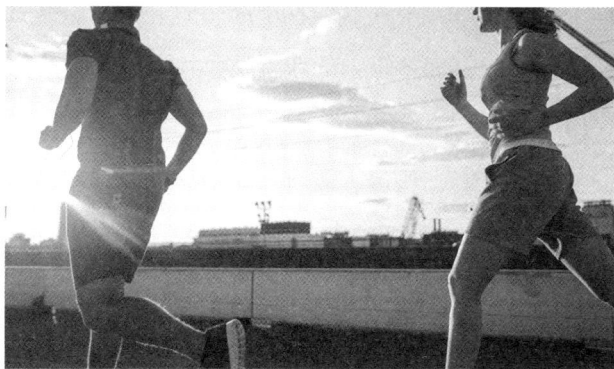

（8）对直肠癌术后造瘘患者，要做好局部清洁，预防感染。同时，要解除为难情绪，如控制好，一般均能像正常人一样生活。

（9）癌症是一个需要长期观察治疗的疾病，应长期与经治医生保持联系，定期复查，防止复发。观察腹部CT、B超，观察血清CEA的变化，判断转移复发情况。

【专家忠告】

肛裂是一种常见的肛门良性疾病，青年人群常见。新鲜的肛裂溃疡，经控制饮食、外用药物等治疗后可以愈合；但如治疗不及时或不积极，一旦转为慢性肛裂，则治疗的难度陡增，甚至不手术难以治愈。因此，一旦发现排便时出鲜血，同时肛门疼痛，应想到肛裂的可能性，并到当地正规医院的肛肠科请医生诊治，以便有效治疗，减少治疗过程中的痛苦。

随着生活水平的提高，人们的保健意识也越来越强。早期的肛肠疾病完全可以通过饮食调节以及规律的作息、排便，定期的体育锻炼等达到自愈的可能。提示大家，发现肛周不适及时就医。有经验的肛肠科医生会根据你的病情选择生活指导、对症治疗，不要等到非得手术治疗不可的情形下才来到医院就诊，手术必然会暂时影响到你的工作和生活质量。当然，如果你的病情保守治疗无效，也必须及时手术治疗。针对怀孕和哺乳期女性，切记用任何药前都需要阅读药品说明书或遵医嘱用药。

参考文献

1. 李春雨. 肛肠外科学. 北京：科学出版社，2016.

2. 李春雨. 肛肠病学. 北京：高等教育出版社，2013.

3. 李春雨，徐国成. 肛肠病学. 2版. 北京：高等教育出版社，2021.

4. 李春雨，汪建平. 肛肠外科手术学. 北京：人民卫生出版社，2015.

5. 李春雨，汪建平. 肛肠外科手术技巧. 北京：人民卫生出版社，2013.

6. 张有生，李春雨. 实用肛肠外科学. 北京：人民军医出版社，2009.

7. 李春雨，张有生. 实用肛门手术学. 沈阳：辽宁科学技术出版社，2005.

8. 聂敏，李春雨. 肛肠外科护理. 北京：人民卫生出版社，2018.

9. 聂敏，李春雨.肛肠科护士手册.北京：中国科学技术出版社，2018.

10. 李春雨，朱兰，杨关根，等.实用盆底外科.北京：人民卫生出版社，2021.

11. 徐国成，李春雨.肛肠外科手绘手术图谱.北京：人民卫生出版社，2022.

12. 李春雨.肛肠病名医解答.北京：人民军医出版社，2011.

13. 李春雨.结肠炎名医解答.北京：人民军医出版社，2011.

14. 李春雨.便秘名医解答.北京：人民军医出版社，2012.

15. 李春雨.大肠癌名医解答.北京：人民军医出版社，2012.

16. 李春雨，聂敏.痔疮就医指南.北京：中国中医药出版社，2022.

17. 李春雨，杨波，聂敏，等.肛周脓肿就医指南.北京：中国中医药出版社，2022.

18. 李春雨，聂敏，孙丽娜.肛瘘就医指南.北京：中国中医药出版社，2022.

19. 李春雨，聂敏.便秘就医指南.北京：中国中医药出版社，2022.

20. 李春雨，张苏闽，聂敏，等.结肠炎就医指南.北京：中国中医药出版社，2022.

21. 李春雨，张伟华，聂敏，等. 结直肠癌就医指南. 北京：中国中医药出版社，2022.